Pedagogia e Mediação em Reuven Feuerstein:

O processo de mudança em adultos com história de deficiência

Dados Internacionais de Catalogação na Publicação (CIP)
(Câmara Brasileira do Livro, SP, Brasil)

Zanatta da Ros, Silvia
Pedagogia e mediação em Reuven Feuerstein : o processo de mudança em adultos com história de deficiência / Silvia Zanatta da Ros. - São Paulo : Plexus Editora, 2002.

Bibliografia.
ISBN 978-85-85689-67-4

1. Deficientes mentais - Educação 2. Educação de adultos 3. Educação especial 4. Feuerstein, Reuven - I. Título. II. Título: O processo de mudança em adultos com história de deficiência.

02-1390 CDD-374.00874

Índice para catálogo sistemático:

1. Adultos portadores de deficiência mental :
Educação 374.00874

www.plexus.com.br

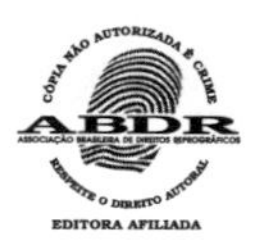

Pedagogia e Mediação em Reuven Feuerstein:

O processo de mudança em adultos com história de deficiência

Silvia Zanatta Da Ros

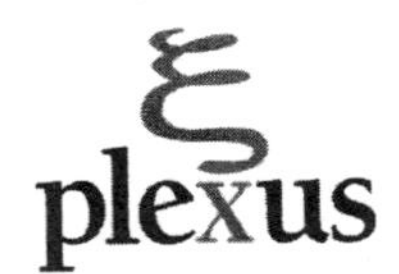

PEDAGOGIA E MEDIAÇÃO EM REUVEN FEUERSTEIN
O processo de mudança em adultos com
história de deficiência

Capa: **Mari Pini**
Diagramação: **Join Bureau**
Impressão: **Sumago Gráfica Editorial**

Plexus Editora
Departamento editorial
Rua Itapicuru, 613 - 7º andar
05006-000 - São Paulo - SP
Fone: (11) 3872-3322
Fax: (11) 3872-7476
http://www.plexus.com.br
e-mail: plexus@plexus.com.br

Atendimento ao consumidor
Summus Editorial
Fone: (11) 3865-9890

Vendas por atacado
Fone: (11) 3873-8638
Fax: (11) 3872-7476
e-mail: vendas@summus.com.br

Impresso no Brasil

SUMÁRIO

CAPÍTULO 4

CAPÍTULO 5

Glossário

AAMR – American Association for the Mentally Retarded
CED – Centro de Ciências da Educação
EAM – Experiências de Aprendizagem Mediada
GT Adultos – Grupo de Trabalho com adultos
LPAD – Avaliação Dinâmica do Potencial de Aprendizagem
Nucleind – Núcleo de Investigação do Desenvolvimento Humano
PEI – Programa de Enriquecimento Instrumental
Seesp – Secretaria de Educação Especial
S-H-O-H-R – Estímulo, Ser Humano, Organismo, Ser Humano, Resposta
UFSC – Universidade Federal de Santa Catarina

Apresentação

O trabalho preparado para a defesa de meu título de doutora representou um esforço teórico e prático com o objetivo de pesquisar e vivenciar novas alternativas educacionais promotoras da relação desenvolvimento e aprendizagem das pessoas com história de deficiência. Minha trajetória em busca de alternativas pedagógicas voltadas para o vir-a-ser ampliou-se quando se deu o encontro com a obra de Reuven Feuerstein. Partindo da tese, preparei este livro com o intuito de divulgar o pensamento de um grande educador de Israel, pensamento que compartilho em praticamente todo o seu conteúdo.

Foi em 1990 que chegaram ao Núcleo de Investigação do Desenvolvimento Humano (Nucleind) as primeiras informações e notícias da proposta pedagógica de Feuerstein, e, dessa forma, começou a empreitada coletiva de apropriação das bases teóricas e metodológicas para a realização das primeiras práticas apoiadas nessa proposta. A leitura que se fez da obra deste autor, desde então, baseou-se em estudos anteriores relacionados ao aporte histórico-cultural, fundado na compreensão de que as relações sociais são constituidoras do homem enquanto sujeito histórico, ao mesmo tempo em que são constituídas por ele. Foi por encontrar algumas identidades entre essas bases e a obra de Reuven Feuerstein que se abriu a possibilidade de juntar, num só projeto, o pedagógico, a questão cultural e a compreensão de que homem e relações sociais não se encontram dissociados.

Feuerstein pensa o sujeito em processo de mudança constante. No caso da chamada deficiência mental, a mudança vislumbra a possibilidade de o sujeito relacionar-se com os demais, sem que essa relação seja permeada pelo atributo da incompetência intelectual, como manda o estigma. Diferente de uma relação passiva, ou seja, a que confirma e consolida a deficiência, o autor advoga, para o contexto educacional, uma aproximação ativa com a pessoa considerada deficiente, e caracterizada pelo "Não me aceite como eu sou".[1]

Nas relações interpessoais, os significados e os sentidos que constituem o pensar e o sentir dos sujeitos acontecem com base no que é denominado mediação. De fato, é por esse processo e em determinados contextos interativos que se podem produzir novas possibilidades de relação entre sujeito e mundo. São as mediações que caracterizam situações de aprendizagem, presentes em interações de membros mais experientes da cultura com os menos experientes, o que impulsiona o desenvolvimento humano.

A teoria e a metodologia do trabalho de Feuerstein baseiam-se no fato de não se poder, nunca, prever limites para o desenvolvimento, nem classificar pessoas. Caminha, assim, numa direção oposta às teorias que, ao abordarem a relação desenvolvimento e aprendizagem, localizam a origem dos problemas ora nos indivíduos, ora nas condições de estímulos do meio. As experiências de aprendizagem mediadas são importantes porque acontecem, justamente, em situações de interações sociais, em que as pessoas produzem estratégias intelectuais que lhes permitem produzir ou apropriar-se de conhecimentos, chegando a patamares de significação que a simples exposição a estímulos ou experiências físicas e cognitivas com os objetos não lhes proporcionaria.

Por motivos como esse é que Feuerstein insiste na importância da interação, em que o educador é um interlocutor que, imerso na dinâmica do processo de ensinar/aprender, compartilha significados afetivos e intelectivo-sociais que resultam em experiências de aprendizagem promotoras do desenvolvimento. Para tal, é preciso a presença intencional de uma mediação qualificada, que faça uso dos signos que imprimem, no contexto interativo de significação, a modificabilidade, ou seja, a possibilidade de transformação.

---

1. Expressão traduzida do inglês, "Don't accept me as I am", e compreendida no contexto desta teoria como: Não me aceite como eu sou/como eu estou/como pareço ser/como me mostro/como a sociedade pensa que eu sou.

Na perspectiva feuersteniana, a modificabilidade do sujeito é, necessariamente, a modificação da relação do sujeito consigo próprio no e com o seu entorno. O processo educativo pautado nessa proposta supõe relações interpessoais voltadas para a premissa que aposta no vir-a-ser como desenvolvimento. Essa visão prospectiva e positiva alicerça a proposta pedagógica que, por intermédio de um trabalho realizado com adultos com história de deficiência, foi apresentada em minha tese. O Capítulo 1 deste livro traz a trajetória do estudo que desenvolvi na busca de alternativas pedagógicas voltadas ao vir-a-ser e o encontro com Feuerstein. Conto, também, a sua caminhada na construção da própria obra e introduzo as idéias fundamentais de seu pensamento.

No Capítulo 2 aprofundo-me no estudo de alguns conceitos propostos por Feuerstein, que foram por mim privilegiados, e têm em vista uma leitura particular de sua obra. Ressaltam-se aspectos relacionados ao papel das mediações nas experiências de aprendizagens que alçam o desenvolvimento para níveis cada vez mais elevados rumo à apropriação do conhecimento socialmente produzido.

No Capítulo 3 está exposto o método utilizado na pesquisa, na tentativa de registrar a dinâmica do movimento da proposta pedagógica, em que se pretende trabalhar, no mesmo instante, a ressignificação da deficiência e a constituição de processos mentais superiores, ou seja, aqueles mediados por signos culturais.

O Capítulo 4 descreve, analisa e interpreta as ações pedagógicas realizadas com o grupo de adultos jovens que apresentam, em suas histórias de vida, as marcas do estigma da "deficiência mental". Apresenta, também, as diferentes sínteses qualitativas que caracterizaram o movimento do qual resultaram novas trajetórias de vida aos membros do grupo, sínteses que permitem entender que modificar foi possível.

No Capítulo 5 constam as reflexões e as conclusões derivadas dos estudos e da pesquisa realizada à luz da obra de Feuerstein, bem como as formulações consideradas importantes para compor esta obra, como proposta de encaminhamento para práticas pedagógicas promotoras do desenvolvimento.

Capítulo 1

Andam por tudo signos diversos
Impossíveis da gente decifrar.
Quem sabe lá que estranhos universos
Que navios começaram a afundar...
Olha! Os meus dedos, no nevoeiro imersos
Diluíram-se... Escusado navegar!
(QUINTANA, 1994, p. 18)

Algumas palavras de introdução

Escusado, depois de quase trinta anos de experiências profissionais ligadas à chamada educação especial, navegar em águas pretensamente mansas, em que se declara que a relação desenvolvimento-aprendizagem e a relação homem-realidade movimentam-se com engrenagens fundamentalmente biológicas, e forjadas pelas forças da natureza, que excluem ou camuflam a relação do homem com sua própria história, do homem como expressão e fundamento de sua cultura.

Aprendeu-se com Karl Marx e Lev S. Vigotsky que a interação dos homens com a realidade processa-se *nas* e *pelas* relações sociais. Aprendeu-se, também, que tal relação não se dá de forma imediata e direta, mas de forma mediada. Isso equivale dizer que a relação com a realidade, por estar em movimento contínuo, engendra diferentes significações. Essa relação se dá *por* e *com* signos, e eles são entendidos como algo que representa, que está no lugar de, diferente do sinal, uma vez que ele traz em si as marcas diretas do que representa, ao passo que o signo é artificialmente criado pelo homem. O signo tem, assim, características culturais: expressa e constitui um tempo/espaço cultural que mediatiza a relação do homem com a natureza. Interpondo-se entre um e outro, o signo regula a conduta do sujeito com base naquilo que organiza historicamente, ou seja o viver dos homens em determinada sociedade.

Se for tomada a constelação do Cruzeiro do Sul, por exemplo, é possível dizer que os homens, antes de se relacionar com um agrupamento de estrelas ou com algo convencionado como tal, relacionam-se com o que elas representam para determinado grupo social. A identificação das *estrelas* que, segundo dada disposição formam uma constelação, poderá ser feita a olho nu, de forma direta, ou seja, simplesmente por meio do exercício sensorial de olhar. O significado histórico atribuído à constelação do Cruzeiro do Sul ou os sentidos particulares atrelados a ele, no entanto, são produzidos segundo relações sociais determinadas pelo viver dos homens em determinada sociedade. E, ainda mais, os significados e sentidos mudam a cada tempo, a cada cultura, embora a constelação continue mostrando-se da mesma maneira. Assim, para compreender a relação que existe entre o Cruzeiro do Sul e os homens, para entender o que o primeiro representa para os segundos, é preciso um exercício mais complexo do que olhar para o céu: é necessário empreender uma atividade intelectual, mediada por signos, portanto, indireta.

E que pedagogia poderá promover de forma deliberada uma prática voltada para aprendizagens que otimizam a possibilidade de desvendar signos históricos, culturais? E, dentro da chamada educação especial, essa pedagogia é possível?

No estudo desenvolvido foram descritos os resultados da investigação que se realizou de acordo com uma prática pedagógica baseada em alguns fundamentos da Teoria da Aprendizagem Mediada de Reuven Feuerstein. Entre outras questões, essa teoria põe em destaque a indissociabilidade entre afeto e intelecto no processo de conquista da autonomia do sujeito que busca libertar-se dos estereótipos relacionados à "deficiência". Foram sujeitos dessa pesquisa adultos que trazem em suas histórias as marcas desse estigma. Tal processo apontou novas trajetórias de vida para eles ao pautar-se em determinadas interações humanas, qualificadas como aquelas dirigidas às experiências mediadas de aprendizagens e intencionalmente voltadas para a ressignificação da própria "deficiência". Interações que devem estar caracterizadas, também, pela possibilidade de romper com formas episódicas de relação com o conhecer, pelo desenvolvimento de processos cognitivos superiores.

Por que Reuven Feuerstein?

Com base na Teoria da Aprendizagem Mediada, podem-se vislumbrar algumas respostas à questão levantada. Os aportes teóricos que embasam a pedagogia por ele proposta têm como uma das premissas fundamentais o acesso aos significados culturais. Para enfrentar a questão de ser possível tal objetivo à educação de pessoas com história de deficiência, o autor fala de modificabilidade, do aprender a aprender, de interações humanas produtoras de instrumentos psicológicos que se chocam, por exemplo, com a máxima de que "os cromossomas têm a última palavra"...[1]

Como pedagoga, antes de mais nada, acredito na idéia de que "deficiência mental" é apenas um estigma de caráter histórico-cultural, e não um "estado patológico", ou uma "condição atípica" (que parece impossibilitar, em sua plenitude, a apropriação do conhecimento socialmente produzido). Foi com essa crença que no doutorado foi realizada a pesquisa referida com a pretensão de enfrentar a tese da modificabilidade relacionada à deficiência mental. Por esse motivo assumi, com outra profissional,[2] a responsabilidade da coordenação de um trabalho de cunho pedagógico com adultos jovens, com história de deficiência em suas vidas, egressos de instituições de ensino especial. Tal trabalho realizou-se no Núcleo de Investigação do Desenvolvimento Humano (Nucleind), do Centro de Ciências da Educação (CED) da Universidade Federal de Santa Catarina (UFSC).

Entre as muitas aprendizagens que se fizeram estudando e levando à prática essa teoria, uma delas, ao apontar para a possibilidade de transitoriedade da condição de "excepcionalidade", demandou repensar a forma tradicional com a qual grande parte da literatura refere-se aos "excepcionais", como alunos com necessidades especiais, portadores de deficiência ou ainda as formas para as quais Bueno chama a atenção, como deficiente mental, retardado mental, dimi-

1. Expressão utilizada por Feuerstein em entrevista concedida à revista *IstoÉ*, edição 1496 de junho de 1998.

2. Maria Helena Michels era, naquele momento, graduada em Pedagogia – Habilitação em Deficiência Mental, membro do Nucleind desde 1990.

nuído, atípico etc. Dessa forma, e vivendo o "vir-a-ser" deflagrado por interações pautadas na proposta pedagógica de Feuerstein, pensou-se em outra denominação: pessoas com história de deficiência em suas vidas. Mesmo assim, entende-se que essa é apenas outra denominação, marcada, ainda, pelo estigma socialmente talhado para a discriminação dessa parcela da população. Tempo virá em que elas não sejam mais necessárias. Entretanto, enquanto isso não acontecer, que se apele para a modificabilidade, para a transformação, para a possibilidade histórica da transitoriedade da deficiência mental. Nesse sentido, Feuerstein diz que é preciso parar de chamá-los de débeis, imbecis ou idiotas, uma vez que muitas pessoas com história de deficiência puderam chegar a pensamentos de níveis extremamente altos.

Em inglês, são chamadas de *retarded performers* – os que têm uma *performance* retardada – e a ênfase é colocada sobre a *performance*, e não sobre o sujeito. É a ação que pode estar inadequada, e nós todos podemos ter ações inadequadas, a cada momento de nossa existência. É identificando uma ação, que acontece num tempo e num lugar bem definidos, que se evita a generalização, a qual determina uma predição, às vezes nefasta... É preciso, então, lutar contra essa tendência a generalizar um estereótipo para o conjunto da personalidade do sujeito. "Eu posso considerar a *performance* como considero as funções deficientes de cada um de nós, mas isso nada quer dizer sobre nossa personalidade" (Feuerstein, 1992, p.139).

Alguns dados biográficos

Reuven Feuerstein nasceu na Romênia, em 1921, e reside em Israel desde 1944. Em 1965, tornou-se diretor do "Hadassah-Wizo-Canada Research Institute". Hoje é diretor do atual "International Center for the Enhancement of Learning Potencial", fundado em 1993. É professor, desde os anos 1970, na Escola de Educação da Universidade Bar Ilan em Ramat Gan, em Israel, e na Escola de Educação da Universidade Vanderbilt, em Nashville, nos Estados Unidos.

Em 1970 concluiu sua tese de doutorado na Sorbonne/Paris, na área de Psicologia, com o título: *Les differences de fonctionnement cognitif dans les grupes socio-ethniques differents. Leur nature, leur etiologie et les pronostics de modifiabilité* (Diferenças do funcionamento cognitivo em diferentes grupos sociais e étnicos. Sua natureza, sua etiologia e prognóstico de modificabilidade). Antes, estudou na Universidade de Genebra sob a orientação de Jean Piaget, tendo como interlocutores André Rey, Barbel Inhelder, M. Richele, M. Jeannet, C. Jung. Autores como D. P. Ausubel, H. Aebli, A. Anastasy, J. T. Campbell, A . R. Luria e o próprio Vigotsky constam da bibliografia de sua tese, podendo ser considerados, também, uma referência à construção de sua teoria que está pautada mais em teorias sociológicas e pedagógicas que médicas.

Desde o final dos anos 1940 e até a sua aposentadoria, em 1983, dirigiu o Serviço Psicológico do Departamento de Youth Aliya's[3] e, assim, começou a dar forma à proposta educacional que tem por base as experiências de aprendizagem mediada e a avaliação do potencial de desenvolvimento.

O trabalho realizado por Feuerstein no Youth Aliya's possibilitou-lhe muitas reflexões. Por exemplo, os adolescentes marroquinos, que nos anos de 1950 a 1954 imigraram para Israel, mostravam nos testes utilizados uma defasagem de três a seis anos em relação às suas idades, propiciando a Feurstein uma oportunidade importante para a elaboração de suas novas hipóteses. A maioria desses adolescentes era analfabeta, e em torno de 25% deles não conheciam as diferentes operações fundamentais da aritmética. Apresentavam limitações à curiosidade, à interação e à exploração. Era difícil para eles conceitualizar, abstrair, simbolizar, representar. O que Feuerstein chamará mais tarde de síndrome de privação cultural manifestava-se ali pela possibilidade limitada em se modificarem para responder às demandas da nova cultura.

Os resultados em testes psicológicos como o Bender, por exemplo, mostravam sinais de organicidade (existência de possíveis problemas neurológicos), e isso apontava para o fato de que a escola e suas atividades acadêmicas seriam praticamente inacessíveis a esses adolescentes.

---

3. Youth Aliya's Psychological Service – instituição dedicada à tarefa de receber e integrar as crianças judias que chegaram a Israel. Inicialmente, no período pós-guerra de 1930, Youth Aliya's esteve envolvida com o resgate de crianças ameaçadas pelo regime nazista alemão e austríaco. Ao longo e depois da guerra, a operação resgate estendeu-se de leste a oeste da Europa, num esforço de reunir as crianças órfãs que haviam sobrevivido ao holocausto.

As condições sociais de vida em Israel daquele momento e o grande afluxo de crianças e adolescentes imigrando para este país impunham a criação de novos programas pedagógicos e uma revisão de conceitos de avaliação.

O problema era distinguir entre a manifestação de um nível pobre de funcionamento e a capacidade potencial para a modificabilidade que poderia ser produzida nas novas relações interpessoais. Inicialmente, a atenção voltou-se para a resolução do problema pela aplicação de uma grande série de estratégias de testes, como os *Culture-free and Culture-fair*, os testes de desenvolvimento com tarefas de resolução prática e os testes das operações cognitivas de Piaget. Os resultados não diferiam, em sua significação, de nenhuma forma da obtida pelos testes convencionais... O leitor interessado em aprofundar seu conhecimento nessa matéria pode reportar-se às obras: Feuerstein, 1980; Feuerstein e Richelle, 1957; Feuerstein, Richelle e Jeannet, 1953.

Fatos como este o impeliram a produzir uma forma dinâmica de compreender o desenvolvimento humano, de pensar não apenas em suas características estáveis. O que era preciso fazer para verificar a possibilidade de aprender, uma vez que os testes falavam só das incapacidades? Esta questão trouxe à tona o rico processo de mediação vivido por Feuerstein em sua infância e adolescência, sugerindo algo a ser feito com base nessas vivências. O programa pedagógico denominado Programa de Enriquecimento Instrumental (PEI) emerge dessa reflexão e da iniciativa que resulta na criação do Learning Potential Assessement Device (LPAD), ambos embasados na mesma filosofia e princípios.

> [...] O alto nível de modificabilidade demonstrado pelos adolescentes de Marrocos imigrados para Israel e o programa de intervenção oferecido pelo Youth Aliyah invalidou totalmente as hipóteses sinistras relacionadas às etiologias de seus baixos níveis de funcionamento. Foi possível mostrar que, dadas as condições apropriadas, eles podem ter acesso, mesmo de um estágio bem atrasado, a um nível normal e mesmo alto de desenvolvimento. (Feuerstein, 1980, p. 62)

No grupo particular e familiar de Feuerstein, o exercício da mediação esteve sempre presente por intermédio de conversas entre os irmãos e a mãe, quando contavam, uns aos outros, o que aprenderam e leram durante a semana, reconstruindo tais experiências mental e verbalmente. Ficavam todos sentados à mesa da cozinha conversando, e essas conversas eram mediadas pela mãe, que lhes dava condições de acesso ao significado de suas experiências. Da mesma forma foram significativas em sua vida as mediações realizadas pela leitura de textos sacros e livros de preces permeadas por comentários e legendas, bem como pelo clima social da comunidade onde nasceu na Romênia, em que a atmosfera era rica de sentidos e significados. Contam, ainda, as vivências com seu avô, religioso, mímico e pintor.

Outra experiência importante aconteceu graças ao fato de ter começado a ler muito cedo, com apenas três anos de idade. Era, por isso, freqüentemente chamado a ajudar seus colegas na escola – os que tinham dificuldade para ler ou compreender a língua escrita. Reuven Feuerstein diz nessa entrevista dada a Longui, (França-1996) publicada em 1996, em que foram extraídas essas informações, que aos sete anos foi encarregado de ensinar um rapaz de quinze anos considerado na vila como "simplório", que tinha muita pressa de aprender a ler para que seu pai morresse em paz. Essa foi a primeira experiência que ele pôde se dar conta de que modificar é possível. Relata, também, que aos nove anos ensinou um homem de sessenta a ler a Bíblia.

Em sua própria casa, enquanto pequeno, teve experiência com modelos de mediação utilizados com crianças órfãs, as quais eram cuidadas por sua mãe. Tanto ele quanto os seus irmãos constituíram, nas interações familiares, referências importantes que criaram o desejo de participar em interações em que pudessem compartilhar, com outras pessoas, vivências que ultrapassassem as marcas de um mero encontro casual. Essa característica de seu núcleo familiar, segundo Feuerstein, fez que:

> [...] Uma das minhas irmãs se tornasse uma grande líder comunista, um dos meus irmãos um grande especialista em didática e outro, com quem eu recentemente escrevi um livro, praticasse a mediação ao nível bíblico. Eu não posso me singularizar... Eu sou o produto de uma realidade, de um pensamento, de uma modalidade de relacionar-se com a cultura. (In: Paravy e Martins, 1996, pp. 18-9)

Um pouco mais sobre sua trajetória

Como já se ressaltou, no início de sua carreira profissional Feuerstein teve como grande interlocutor Jean Piaget. No entanto, muitas divergências marcaram a trajetória desses dois autores. O diálogo teórico travado em torno da expressão "exposição direta aos estímulos", por exemplo, usada por Feuerstein, marca um ponto importante de sua ligação com Piaget e também, de forma antagônica, da ruptura com o pensamento desse pesquisador.

Feuerstein utiliza a expressão "exposição direta aos estímulos" para falar da diferença que ele vê entre a concepção de desenvolvimento humano de Piaget e a sua, a qual se apóia em uma relação com o mundo necessariamente mediado por aspectos culturais. Para Feuerstein, o processo de desenvolvimento e aprendizagem compreende necessariamente a presença do outro como representante da cultura e mediador de sua apropriação. Diferencia-se, por exemplo, daquela para a qual bastam a exposição aos estímulos e as trocas com o ambiente para que se desenvolva uma lógica interna que permita apreender a lógica do mundo, numa direção que vai do individual para o social, conforme destaca Palangana (1994).

Valendo-se de suas primeiras experiências, Feuerstein já considerava que os objetos materiais são, sim, fontes de cultura, e questionava, no entanto, se dessa relação direta não resultaria apenas uma percepção episódica e imediata da realidade, ou seja, reunião de dados, informações, fatos isolados e presos ao aqui e agora, sem relações históricas. Para ele, uma resposta positiva a essa questão faz prevalecer o exercício de atividades sensório-perceptivas simples em detrimento de processos psicológicos elevados, que podem dar acesso aos signos culturais.

Feuerstein começa a trabalhar, no final dos anos 1940, com a hipótese da aprendizagem mediada via interações e mediações humanas (S-H-O-H-R). Isso já apontava para uma concepção de direção do processo de desenvolvimento e aprendizagem que se dá *pelo* e *no* coletivo, contrariando, portanto, a concepção piagetiana de desenvolvimento. O autor afirma, hoje, claramente, que o trabalho de mediação, para ele,

> [...] é uma experiência intrapessoal, produzida por relações interpessoais. É uma experiência, não é uma confrontação de conhecimentos, por transmissão... O que medeia o indivíduo é o fato de que ele, enquanto sujeito, interage com o outro que é sujeito também. Há uma reciprocidade entre os dois sujeitos, um encontro. (Comunicação informal, Jerusalém, 1996)

Tal formulação lembra a teoria de Vigotsky, pelo menos no que se refere à terminologia empregada pelos autores. No entanto, diz Feuerstein, nessa mesma comunicação informal, que no momento em que começou a sistematizar os pontos fundamentais que embasaram sua avaliação dinâmica e sua proposta pedagógica posterior, ele não conhecia Vigotsky

> [...] eu não sabia que Vigotsky existia. Eu era jovem, não existia literatura. Somente em 1957 conheci algo da obra deste autor, quando Luria e Leontiev vieram a Bruxelas para o Congresso Internacional de Psicologia Científica. Antes, não tinha visto nada. Nessa ocasião, discuti com Luria e com outros russos. Conheci Vigotsky também pelo livro de Luria, *Linguagem e inteligência*; soube de uma citação, onde Vigotsky falava da Zona Proximal de Desenvolvimento.

De onde, então, surgem as bases que possibilitaram a construção do modelo teórico de Feuerstein? Em várias versões da biografia deste autor encontra-se que a "inspiração" para a criação e organização de sua obra foi proveniente das condições histórico-sociais de Israel, no final dos anos 1940 e início dos 1950. É certo, sem dúvida, que essa foi a situação desencadeadora de sua produção intelectual, mas deve-se situar na qualidade das experiências vividas em diferentes passagens de sua vida o alicerce que lhe permitiu dar uma direção específica ao fazer pedagógico de sua carreira de educador. Tal direção começou a se materializar sob a forma de um programa educacional sistematizado em Israel e no período entre final da década de 1940 e início da de 1950, tendo por base uma história anterior rica de vivências. Sem elas o seu pensar, no qual frutifica o conceito de mediação, não teria sido produzido.

Feuerstein não acredita em inspirações individuais, mas em produções coletivas de conhecimento, quando é preciso aprender a criar forças "criadoras de novas forças"[4] diante de mediações compartilhadas em um coletivo mobilizado por relações sociais adversas. Essas aprendizagens ocorrem, portanto, por mediações baseadas em dada cultura e em determinados valores.

---

4. Expressão empregada por Claudine Longhi no relato da entrevista realizada com Feuerstein.

Além disso, tantas outras vivências e diferentes questões o mobilizaram e constituíram a base para a formulação das hipóteses da modificabilidade. Diante das crianças, perguntava-se: por que uns aprendem rápido os dados da cultura? Por que outras resistem? Como explicar as diferenças do processo de transformação? Por que os etíopes, ao imigrarem a Israel, apropriaram-se logo de questões culturais complexas e organizaram seus novos modos de vida mesmo tendo vivido, até o momento de chegar a Jerusalém, apoiados em formas bem primitivas de vida e sem linguagem escrita? Por que determinadas crianças ricas, que viajam pelo mundo todo, não "sabem" nada? É um retardo mental, tendo em vista a definição tradicional, ou é um privado cultural, visto que sua própria cultura não medeia atividades voltadas para o exercício dos processos cognitivos superiores?

Essas indagações e verificações ajudaram a formar a Teoria da Aprendizagem Mediada. Elas derivaram de sua prática profissional nos anos 1940 e 1950 do século XX, quando começavam a germinar os constructos das teorias das privações culturais, que imputavam as deficiências e os fracassos escolares às condições ligadas às classes sociais e às minorias étnicas. Feuerstein reage a esse movimento, propondo a modificabilidade pelas "interações mediadoras do desenvolvimento humano".

Esse período da história recente, pleno de fatos marcantes, contribuiu para deflagrar o início do trabalho do autor. Já na introdução de sua tese de doutorado (1970), afirmava que seus interesses voltavam-se para a educação em função da

> [...] evolução rápida das estruturas sociais, econômicas e tecnológicas de nosso mundo (...); da democratização dos sistemas de ensino, que abriram suas portas às camadas da população que se encontravam excluídas (...); do desenvolvimento do Terceiro Mundo, para que o novo mundo de hoje prefigure, em qualquer norte, o mundo do amanhã. (1970, Introd., p. I).

Feuerstein relata em sua tese os estudos que realizou acompanhando o desenvolvimento de um grupo de crianças por dezoito anos seguidos. Tais crianças tinham sido rotuladas de incapazes, quando submetidas a exames psicológicos tradicionais, no momento de ingresso às instituições israelenses de imigração da juventude. Feuerstein postulava a hipótese contrária, afirmando que, em situações psicológicas, sociais e culturais desfavoráveis, as crianças não podem apropriar-se do saber, e isso não quer dizer incapacidade. Queria "uma pedagogia que estivesse voltada às potencialidades a serem criadas *com* e *pelos* sujeitos e, não somente em nível manifesto" (1970, Introd., p. X).

Suas primeiras inquietações aparecem, sobretudo, em função da avaliação das crianças imigrantes, como já se disse. Por isso, cria o LPAD (Estratégias de Avaliação do Potencial de Aprendizagem) antes de seu programa pedagógico, o qual advém dos novos postulados ligados ao potencial de desenvolvimento. Aliás, esse termo, potencial, tem sido aos poucos substituído por *propensity*, que não pode ser, simplesmente e nesse contexto, traduzido do inglês por propensão ou tendência, mas deve ser atribuída a conotação de possibilidade de modificabilidade, devir: qualquer coisa de virtual, a ser produzida na interação com o mediador. Feuerstein, no último parágrafo de sua tese, diz que o trabalho voltado para o potencial, ou *propensity*,

> [...] Trata-se, evidentemente, de uma das múltiplas possibilidades de ação (entre muitas outras), que podem nascer de um encontro da pedagogia dinâmica da modificabilidade com uma vontade real de engajamento emocional e moral, ao lado da população... (Feuerstein, 1970, p. 292)

O Programa de Enriquecimento Instrumental (PEI) surge depois dos estudos da avaliação do potencial, quando iniciou o trabalho pedagógico com crianças imigradas que traziam consigo perdas e privações de toda ordem, marcas da guerra, do holocausto. "A teoria de onde se origina o PEI teve sua base primeiramente numa profissão de fé, uma vez que sua gênese partiu de uma necessidade" (Feuerstein, 1992, p. 119).

Da profissão de fé à sua afirmação científica, a teoria e o método de Feuerstein passaram por diversas modificações, processo ainda hoje ativo. É por isso que se diz que esta teoria está em constante construção. Diferentes estudos e experiências realizados por quase todos os países do mundo, desde o início dos anos 1950, estão sendo os agentes construtivos.

Um pouco mais sobre sua teoria

Feuerstein menciona modificabilidade e transformação. Fala da possibilidade de as pessoas romperem com o que foi decorrente de um quadro patológico, de uma seqüela ou daquilo que seu desenvolvimento mental apresenta, em conseqüência dessa "condição" ou dessa "doença". Fala, então, de movimento e, com isso, desvincula-se dos posicionamentos teóricos que compreendem a mente ou a inteligência humana como algo quantificável e estático ou, ainda, como algo cujo desenvolvimento está determinado geneticamente e se cumpre com a maturação do organismo.

Os tradicionais quadros classificatórios – ou definições da deficiência ou retardo mental – são exemplos notórios das concepções que afirmam ser a inteligência imutável. Neles, o desenvolvimento intelectual, marcado por um dado quantitativo de inteligência, atinge determinados níveis de acordo com o maior ou o menor grau de sua severidade. Assim, de acordo com a American Association for the Mentally Retarded (AAMR), a deficiência mental

> [...] caracteriza-se por registrar um funcionamento intelectual significativamente abaixo da média, oriundo do período de desenvolvimento, concomitante com limitações associadas a duas ou mais áreas da conduta adaptativa ou da capacidade do indivíduo em responder adequadamente às demandas da sociedade, nos seguintes aspectos: comunicação, família e comunidade, independência na locomoção, saúde e segurança, desempenho escolar, lazer e trabalho. (MEC/Seesp, 1994, p. 15)

É importante observar nesta definição formulada pela AAMR que, seguindo o primeiro destaque entre os característicos da deficiência – o desempenho intelectual –, outros aparecem, também ligados às limitações. Entre estas, consta a provável inadequação à escolarização, de acordo com os padrões do ensino dito regular. Cruickshank, da mesma forma, ressalta o baixo desempenho intelectual como o primeiro dos desvios característicos da excepcionalidade e, atrelado a ele, está o impedimento de se beneficiar do ensino da escola comum:

> [...] Essencialmente, uma criança excepcional é a que, do ponto de vista intelectual, físico, social ou emocional, está tão notavelmente desviada do que é considerado

crescimento e desenvolvimento normal que não pode se beneficiar ao máximo com um programa escolar comum e requer uma classe especial ou instrução e serviços complementares. (1975, p. 3)

Infere-se que há, de caráter definitivo, e sem perspectivas de mudança, impossibilidade de acesso ao conhecimento veiculado na escola dos "normais", a "escola das pessoas inteligentes", pelo fato de o desempenho intelectual, ou inteligência, apresentar-se "desviado".

Feuerstein enfrenta essas definições estáticas com relação ao desenvolvimento da inteligência com uma proposta pedagógica baseada na Modificabilidade Cognitiva Estrutural. Esse termo refere-se, especificamente, à possibilidade de o sujeito corresponder às exigências intelectuais que, em outra situação, não conseguiria. Sugere, também, que o indivíduo, além de ser capaz de se modificar, de quebrar as "amarras" cognitivas que o fixam, por exemplo, a um diagnóstico de deficiência mental, é, ao mesmo tempo, sujeito que transforma. O termo estrutural, segundo o autor, pretende conferir à modificabilidade uma conotação ampla, que transcende o limite do indivíduo em si para chegar ao sujeito cultural (ao sujeito como parte fundante e, ao mesmo tempo, como manifestação das relações socioculturais).

Em Feuerstein inclui-se, no plano da ação educativa, a ação deliberada de sujeitos mediadores (a mediação pelo outro), que se interpõem e rompem com a relação direta do sujeito com o seu entorno.[5] Essa mediação coloca à disposição da pessoa novos significados e sentidos[6] culturais. A ação educativa, então, utiliza de modo deliberado certos instrumentos mediadores que dão novo rumo à relação do aprendiz com o meio e consigo mesmo.

---

5. Quanto ao termo interpor, ele é utilizado na pedagogia de Feuerstein para indicar o uso deliberado de significados mediadores de novas interações com a realidade social.

6. Utilizam-se os termos significado e sentido na direção empregada por Saramago em seu livro *Todos os nomes*, ao dizer que estes "nunca foram a mesma coisa; o significado fica logo aí, é direto, literal, explícito, fechado em si mesmo, unívoco, por assim dizer, ao passo que o sentido não é capaz de permanecer quieto, fervilha de sentidos segundos, terceiros e quartos, de direções irradiantes que se vão dividindo e subdividindo em ramilhos, até se perderem de vista, o sentido de cada palavra parece-me como uma estrela quando se põe a projetar marés vivas pelo espaço afora, ventos cósmicos, perturbações magnéticas, aflições" (São Paulo, Companhia da Letras, 1997).

À educação voltada para os "deficientes" impuseram-se algumas premissas que destacavam em seus constructos as limitações dos "excepcionais" para as atividades intelectuais complexas (como, por exemplo, categorizar, pensar por analogias). Por isso, a educação especial parece não ter privilegiado o processo de mediação, como entendido por Feuerstein, ou seja, aquele no qual o professor traz ao pedagógico os significados e sentidos produzidos pelo contexto em que se encontra o sujeito. Esse fato, por sua vez, parece ter confirmado as definições tradicionais da deficiência, em que a inteligência – ou intelecto – era vista enquanto fenômeno estático. Essa profecia cumpria-se ao serem implementados programas de ensino que traziam (e trazem ainda) uma gama de atividades em que o outro parece ser apenas alguém que proporciona diferentes materiais para as discriminações (auditivas, táteis...), para o trabalho com a motricidade, para os rituais comemorativos de alguma data festiva, para condicionamentos a algumas práticas de higiene ou de automatização de algumas respostas que recheiam o currículo dos ditos "Hábitos de Vida Diária".

A mediação, para Feuerstein, traz à relação ensinar/aprender o homem culturalmente definido, uma vez que não existem demandas, nem respostas, fora da relação cultural com o outro. É por isso que, falando-se de aprendizagem, este autor diz: "Se fôssemos reproduzir com uma fórmula explicativa a relação do homem com o mundo seria preciso incluir, entre o estímulo, o organismo e a resposta, o 'agá' de humano: S-H-O-H-R". Isso, para enfatizar o peso que tem, em sua teoria, o processo de mediação permeado pela cultura. Nesse contexto, os objetos não são apenas estímulos que desencadeiam reações sensoriais, mas veiculadores de significados e sentidos, representantes, portanto, de dada cultura. Os eventos, os fatos, da mesma forma, constituem referências históricas, e não só um amontoado de situações que podem ser traduzidas em palavras a serem memorizadas.

> [...] Por este processo de mediação cada estímulo sofre uma transformação... O adulto muda certos estímulos, os enquadra, os ordena em seqüência de informações... dá significados... (Feuerstein et al., 1981a, p. 271)

Mais ainda, não basta a interação com os objetos para que se "aprenda a ser inteligente"; é preciso criar interações entre homens, com mediações prenhes de significados históricos, marcados pela produção de significações em movimento, portanto, por um processo de ressignificação constante.

Oliveira, ao falar de interações sociais e desenvolvimento, na perspectiva sócio-histórica (que dá especial destaque às mediações e às significações), ressalta a importância dessa dinâmica de ressignificação que movimenta a educação mediadora:

> [...] Conforme o educador delimita o leque de significações sendo trabalhadas a cada momento, conforme ele apresenta certas definições ou exemplos, ou organiza a atividade e seleciona o material com o qual irá trabalhar, ele aponta para a criança certas contradições e saídas que se colocam, historicamente, nos tópicos sendo discutidos. Todavia, a direção do processo de apontamento de signos pelo educador tem de interagir com as intenções e os sentidos (direções) apontados pelas crianças. Estas trabalham, ressignificam e modificam o conjunto de significados anteriormente construídos. (Oliveira, 1995, p. 61)

Por isso, é fundamental que o educador tenha clareza da intenção (intencionalidade) que orienta o seu fazer pedagógico e a importância da co-participação (reciprocidade) do aluno, como companheiro da aventura de ensinar/aprender para, assim, ultrapassar, em sua ação pedagógica, o limite do exercício sensório-perceptivo e episódico para chegar aos significados, aos sentidos e ao estabelecimento de relações entre eles. Outro aspecto importante destacado por Feuerstein sobre a modificabilidade – ou o aprender a aprender, em suas palavras – é o fato de este ser um conceito que implica a possibilidade de modificar-se sempre, independentemente da idade ou das limitações.

Capítulo 2

Fica decretado que o homem
não precisará nunca mais
duvidar do homem...
(THIAGO DE MELLO)

Neste capítulo vou me deter em alguns conceitos propostos por Feuerstein, expondo-os conforme a leitura que fiz de sua obra. Neste livro faço do conhecimento deste grande educador o meu conhecimento, as informações que agora passo ao leitor. Os aspectos relacionados ao papel das mediações nas experiências de aprendizagens serão destacados, vistas, sobretudo, como propulsoras do desenvolvimento para níveis cada vez mais elevados rumo à apropriação do saber socialmente produzido.

Aprendizagem e desenvolvimento humano

A relação do homem com o mundo é mediada por signos culturais. É por meio das experiências de aprendizagem mediada, ou seja, aquelas intencionalmente voltadas para a produção de significados, que se efetiva o desenvolvimento humano rumo à modificabilidade.

A relação sujeito/cultura demanda um processo constante de modificabilidade. Esse processo "é algo produzido"; não se trata de uma qualidade inata ou natural do sujeito: é construído socialmente. Assim, não é porque o homem é modificável que se pensa em propostas pedagógicas mediadoras das aprendizagens e do desenvolvimento; mas porque a relação sujeito/sociedade exige um modificar-se constante, por isso se pensa em modificabilidade. Feuerstein fala em *modificabilidade cognitiva*. E por que escolheu este termo?

> [...] Nós selecionamos o termo "modificabilidade cognitiva" para exprimir a idéia de um processo voltado à autonomia do sujeito (...) Há um produto específico de experiências de aprendizagens superiores (...) para responder não a um ambiente constante e estável, mas a situações e circunstâncias que estão em constante modificação. (Feuerstein, 1980, pp. 2-3)

A essa expressão "modificabilidade cognitiva" associa-se a palavra "estrutural", que se volta inteiramente para os determinantes interacionais como centrais no desenvolvimento. O termo "estrutural" propõe que há uma relação dinâmica constante do sujeito com o ambiente, estando sempre em movimento, integrado com a realidade sociocultural. Isto, no entanto, não quer dizer em momento algum que aqui se defendam as concepções que afirmam serem as aprendizagens resultado direto da ação condicionadora dos estímulos ambientais. Refere-se

> [...] Não a um evento isolado, mas a uma maneira de o sujeito interagir com. Isto é, respondendo e atuando sobre as fontes de informações. Assim, uma transformação estrutural, uma vez colocada em movimento, determinará a caminhada futura do desenvolvimento individual. (Feuerstein, 1980, p. 9)

Na interação eu/mundo ou eu/sociedade se dá o processamento da dialética da aprendizagem, e é por isso que Feuerstein acrescenta ao termo Modificabilidade Cognitiva a palavra Estrutural. Ou seja, inclui, com ela, um todo relacional composto pelo sujeito e sua cultura. Essa interação não é algo que possa ser definido *a priori*, pois supõe um encontro de sujeitos que trazem consigo as marcas de uma cultura e de um tempo histórico. Nesse processo, portanto, a ênfase não está colocada nem no ambiente, nem no sujeito isolado. É preciso, antes de mais nada, prestar atenção às interações, pois a capacidade de se modificar é virtual, de modo que ela é relativa a certas condições do ambiente cultural criadas pelas experiências de aprendizagem mediada. A *modificabilidade cognitiva estrutural* resulta um pouco do estabelecimento de relações com o mundo e outro pouco da maneira de viver suas experiências de aprendizagem.

A Modificabilidade Cognitiva Estrutural situa-se em um quadro cultural de necessidades do ser humano, as quais se produzem dentro e fora do homem por relações históricas (relação presente, passado e futuro). São elas que asseguram, por um lado, o que chama de *identidade* (constituição do sujeito) diante de uma realidade em movimento e, por outro, a adaptação a essa realidade em movimento. O termo "identidade" é empregado referindo-se ao ser humano e à sua ontogênese social e culturalmente caracterizada. Isso quer dizer que, para além da bagagem genética, o ser humano é caracterizado por viver como membro pertencente a determinado grupo social (pertencimento), que produz uma cultura e é produzido por ela. Nesse sentido, ter sua identidade assegurada significa considerar as referências culturais do passado naquelas do presente, de modo a permitir ao homem situar-se e projetar-se no devir, dentro de uma perspectiva de relação dinâmica e histórica com a sociedade.

A educação, nesse contexto, requer a presença de uma pedagogia que considere o desenvolvimento do que se chama "autoplasticidade do ser humano", ou seja, da modificabilidade que lhe permite estar aberto para apreender o novo que se mostra, entre outros aspectos, nos avanços tecnológicos e nas diferentes formas de comunicação que organizam o viver dos homens na contemporaneidade. Essa condição de modificabilidade, que se traduz pela possibilidade de percorrer uma trajetória diferente daquela já vivenciada, é importante porque, ao se produzirem transformações nas relações que pautam o viver dos homens, são produzidas, no mesmo instante, demandas de plasticidade para o exercício de novos e diferentes processos psicológicos, tanto afetivos como cognitivos. Educar, então, tem como objetivo criar uma sensibilidade que permita ao educando utilizar cada experiência de sua vida para modificar-se de forma contínua. As interações que trazem em si essa possibilidade ocorrem pela *transmissão cultural e pelas Experiências de Aprendizagens Mediadas* (EAM).

A "transmissão cultural" é entendida como um processo grupal no qual são mediados significados históricos e o presente representa uma possibilidade de ressignificação da história, da humanidade em sua totalidade e do homem em particular. A apropriação do patrimônio histórico-cultural, próprio da herança social, efetiva-se em torno da constituição do sujeito e de uma realidade em constante movimento. É importante destacar que a transmissão da bagagem cultural é, por sua vez, um produto da dinâmica social, fazendo com que os homens dêem uma nova organização ao seu viver, o que, hoje, por exemplo, acontece cada vez mais pelo imediato e pelo episódico, ou seja, pelas vivências instantâneas e únicas, desvinculando presente, passado e futuro.

Limitar a existência à modalidade unidimensional do imediatismo cria um estado de desequilíbrio profundo para a existência humana. A ruptura com o passado é acompanhada de uma redução da capacidade de se projetar no futuro, não permitindo aos indivíduos interessar-se, a não ser pelos parâmetros que destacam os episódios vivenciados de forma imediata. Os videoclipes são, de certa forma, uma manifestação extrema da adesão do homem ao momentâneo, ao passageiro. Simbolizam a vontade de não estabelecer relações entre o que se passou e o que há hoje. Constituem, assim, uma expressão extremamente direta e fortemente denunciadora daquilo que a nova cultura propõe ao indivíduo: abandono total ao instantâneo e ao episódico.

O imediatismo, entre outras razões, é produto, justamente, do desenvolvimento da cultura do factual. As conseqüências que brotam dessa realidade constituem motivo de preocupações, pois daí pode resultar um estado de estagnação, de não-modificabilidade para o enfrentamento das mudanças no campo científico, lingüístico e da ética, o que confere à cultura de nossos dias características incomuns.

Modificabilidade é condição fundamental à adaptação, sendo esta última entendida como possibilidade de respostas que não constituam simples reação à ação de um estímulo do meio, mas elaboração mental permeada por determinadas significações. Inteligência é a possibilidade de adaptação e algo construído. Entretanto, nessa construção, não existe nada pré-configurado como previsão de desenvolvimento. Como as demandas de adaptação são engendradas culturalmente – sendo expressão e fundamento das relações entre os homens, e não algo específico do organismo biológico em si –, a inteligência é definida como construção mediada:

> [...] nós definimos a inteligência como a capacidade do organismo de [...] adaptar-se à realidade em movimento [...]. Esta definição, que abandona totalmente as tendências à reificação, é adotada por muitos pesquisadores: ela propõe uma visão dinâmica, desprovida de toda concretização fixista e estável [...]. Definida como tal, a inteligência humana só pode ser considerada como um produto das experiências de aprendizagens mediadas. (Feuerstein, 1993, p. 210)

Nesse contexto teórico, as *experiências de aprendizagem mediada* permitem a construção de instrumentos cognitivos ou conceituais de adaptação. No entanto, não basta ao educando expor-se a um ambiente rico em termos conceituais, pois isso não garante a apropriação nem dos conceitos nem dos instrumentos ou dos processos cognitivos envolvidos em sua produção, até porque a realidade é contraditória e nem sempre se mostra de forma direta. É a aprendizagem mediada que facilita o acesso a eles, bem como às suas relações: "As relações entre as coisas percebidas não são evidentes; elas não aparecem por si. Elas são apreendidas pelo sujeito, enquanto ato voluntário" (Feuerstein, 1992, p. 128). Como a modificabilidade supõe consciência, uma vez que acontece em contextos de interações voltados abertamente para os objetivos dessa modificabilidade, ou seja, do aprender a aprender, pode ser considerada uma opção, um ato de vontade. O sujeito é consciente de seu próprio processo de transformação, não responde aos estímulos de forma automática, pois essa transformação requer energia e disposição voluntárias em relações que nem sempre são evidentes. Envolve aprendizagens e, como conseqüência, o desenvolvimento de instrumentos cognitivos e efetivos necessários ao diálogo tanto com a realidade empírica, como com a realidade representada.

Vale ressaltar que essa possibilidade sustenta a sugestão de Feuerstein de que a palavra "inteligência" seja substituída por "modificabilidade" ou "propensão" para condições que propiciam a modificação, pois esses termos são mais abertos e amplos que inteligência e supõem movimento. O contexto no qual se processa essa modificabilidade tem, em seus alicerces, as *experiências de aprendizagens mediadas*, como já mencionado.

Aprender a como aprender é uma função direta das Experiências do Aprendizado Mediado (EAM). A essência de uma interação mediada está no processo de mediação do conhecimento, em que ocorre uma transformação facilitadora da transmissão do significado não inerente ao estímulo em si próprio ou à informação sensorial impingida ao organismo.

> [...] Em interações típicas, como a de mãe-filho, abundam as situações de aprendizagem mediada. (...) Ela atribui significados específicos a eventos, relações temporais, espaciais, causais e outras não inerentes tanto ao objeto como às ações da

> criança. Estas são mediadas pela mãe ou por outras figuras envolvidas com os cuidados da criança. Além de transmitir todos os tipos de informações específicas, que simplesmente não estão disponíveis via exposição (...), o aprendizado mediado provê o tipo de experiência necessária para a formação da estrutura cognitiva que possibilita a apropriação da cultura... (Feuerstein, 1981a, pp. 270-1)

Os processos de pensamento não são trazidos de forma inata pelo sujeito. São produzidos em situações de interação que se pautam em mediações específicas. Daí as interações terem um caráter operacional bem destacado, que as diferenciam da forma como são empregadas em outras propostas educacionais, que se auto-intitulam interacionistas:

> [...] Falar de mediação enquanto qualidade de interação exige um esclarecimento. De fato, uma das coisas de que eu tenho mais medo é de ouvir certas pessoas me dizerem: "Nós aceitamos totalmente o seu ponto de vista" – independentemente das diferenças que existem entre a teoria da mediação e outras teorias de interação. O que se esconde atrás destas afirmações é a não-compreensão do caráter operacional da interação por mim defendida, o que pode aniquilar este conceito tornando-o muito semelhante às modalidades correntes de seu entendimento. (Feuerstein, 1992, p. 151)

O processo de mediação é, então, definido de acordo com a compreensão da relação dinâmica entre o homem, a cultura e seu movimento, e isso supõe reorganização e a ressignificação dessa relação. Hoje, a vida profissional, o lazer e a vida artística, por exemplo, organizam-se e reorganizam-se a cada dia, pelas inovações constantes da informática, e isso determina um reequacionamento do viver, do sentir, do pensar, do interpretar, do significar.

O processo de mediação não é uma via de mão única. Como ele se dá no processo relacional, é importante considerar que, por questões externas ou internas aos sujeitos, nem sempre ocorre reciprocidade ao que é proposto pela mediação, fato que impossibilita a interação. A própria carência de determinadas aprendizagens mediadas, questões sociais e algumas relações familiares, enquanto "fatores externos", pode produzir a síndrome da não-modificabilidade. Podem ocorrer, também, determinantes ancorados em condições próprias e internas do sujeito. O autismo é um exemplo significativo de pouca reciprocidade, que se encontra reduzida, provavelmente, pela dificuldade de acesso à significação afetiva ou cultural daquilo que propõe o processo de mediação. Fatores constitucionais, como algumas síndromes genéticas, podem também ser exemplos de reciprocidade reduzida. Tais condições demandariam uma sistemática e intensa interação plena de mediações voltadas para a modificabilidade, para que ela fosse deflagrada.

A proposta pedagógica discutida aqui considera os pontos ressaltados e baseia-se numa filosofia que: "... primeiro, tem um compromisso com nossos semelhantes; segundo, entende o desenvolvimento como processo cultural; terceiro, baseia-se numa modalidade de interação: as experiências de atividade mediada" (Feuerstein, 1983, p. 52).

Ainda sobre o papel da mediação na Teoria da Aprendizagem Mediada, é importante considerar outros dois aspectos: um relacionado a um fator explicativo e, o outro, a um fator aplicativo. O primeiro ressalta, como já se analisou, a relação do homem com o mundo, mediada pela cultura. O segundo aspecto, relacionado ao papel da mediação, cita um fator prático ou aplicativo que se desenvolve com base em uma interação qualificada. Uma questão: o homem interage com as crianças e com seus semelhantes de forma bastante intensa, mas todas essas interações possuem um valor mediatizante com a finalidade de mudança? A resposta, em uma perspectiva teórica, destaca que na relação indivíduo e cultura: "... a experiência mediatizada é aquela que torna o sujeito equipado com modalidades de aprendizagem que produzem nele um grau de modificabilidade, de sensibilidade e de disponibilidade a utilizar as experiências de uma maneira mais ampla e menos episódica" (Feuerstein, 1992, p. 154).

Uma das necessidades mais importantes nas interações mediadas é a formação de ambientes modificadores, voltados para a materialização da modificabilidade do sujeito. Esses ambientes precisam estar "prenhes" de mensagens voltadas para essa possibilidade: você pode se modificar e nós o ajudaremos a fazer isso. Um ambiente propício a modificações precisa ser, ao mesmo tempo, organizado com as bases necessárias para criar a transformação e a consciência da modificabilidade.

Esses ambientes deverão ser ricos em relações que "empurrem" o sujeito de um para outro nível de desenvolvimento, exatamente o oposto do que acontece no caso das classes especiais freqüentadas, ao longo de anos, por esses mesmos alunos. Pergunta-se: isso dará condições, aos alunos, de mudar e de aprender coisas novas, quando cada um deles já repetiu inúmeras vezes o que sabe? Em ambientes em que tudo é conhecido, em que o sujeito não se confronta com novos conhecimentos nem com novas relações que lhe permitam compartilhar processos cognitivos mais elaborados do que os utilizados pela média dos alunos de seu grupo, a possibilidade de modificar-se é remota.

"Empurrar" para um nível mais elevado o desenvolvimento significa mediar a relação do sujeito com o mundo, de modo que eleve seus processos de pensamento para níveis superiores, em uma interação marcada pelo otimismo, e não pelo conformismo em face da deficiência:

> [...] Ser otimista é se sentir responsável. Você diz a um indivíduo que ele pode se modificar, que ele pode chegar a um nível mais alto de funcionamento, que ele pode chegar a uma independência que lhe permitirá contribuir, de maneira significativa, com a sociedade. Quando você mostra que ele pode ser um indivíduo consciente, responsável por ele mesmo e por aquilo que acontece ao redor de si, quando você postula esta modificabilidade, então você está engajado... Quando nós acreditamos que isto é possível, é direito deles e dever nosso tornar isto possível. (Feuerstein, 1983, p. 34)

As interações mediadoras dessa potencialidade caracterizam-se de acordo com os critérios ou as categorias de mediação. Entre eles destacam-se: intencionalidade/reciprocidade; transcendência; significado; autocontrole ou auto-regulação; compartilhar; individualização ou diferenciação psicológica; busca e planejamento (de objetivos); complexidade; pertença. A interação se enriquece, de início, pela atenção incondicional à comunicação, em que o mediador explicita sua deliberada e consciente *intenção* de trabalhar com o desenvolvimento "potencial" do aluno. Acredita-se que essa relação educacional assegura uma participação ativa do aluno em seu processo de transformação. O mediador deflagra, assim, uma nova possibilidade de relação, firmando um compromisso com o vir-a-ser, com as possibilidades a serem produzidas e não com os limites encontrados:

> [...] A introdução do mediador como intermediário entre o sujeito e seu ambiente, durante as EAM (e o PEI), numa situação onde a "parte humana" do ambiente não é nem dissimulada, nem neutra, nem ausente, confere ao professor um papel definido. O adulto, neste esquema, não está aí para modelar o sujeito através de uma construção *ad hoc* do ambiente. Ele organiza, orienta, complexifica, significa este ambiente com o sujeito. (Roger, 1991, p. 136)

Em conseqüência dessa intencionalidade surge, como resposta, o sentimento de *reciprocidade* por parte do aluno. Expressa-se sob forma de investimento na relação e na proposta de mudança no plano cognitivo e afetivo, notório nas atitudes do aprendiz. Isto significa trabalhar com novas motivações, partindo de um novo significado de si próprio e da realidade social circundante. Professor-mediador e aluno envolvem-se na perspectiva da transformação, uma vez que: "O mediador trata de compartilhar sua intenção com o sujeito da aprendizagem, num processo mútuo que implica conhecimento, enriquecimento e desenvolvimento por parte dos dois" (Sanches, 1989, p. 36). Em conseqüência dessa interação, que entrelaça afeto e intelecto, o sujeito pode tornar-se seu próprio mediador. Isto é possível pelo processo de interiorização do que acontece "fora dele", ou seja, na relação com o coletivo.

A reciprocidade torna-se possível quando o mediador compartilha, com seu interlocutor, a intenção que move a proposta de interação: coloca à disposição do aluno processos didáticos que ele utilizará quando tomar suas próprias decisões. A reciprocidade manifesta a interiorização do ato de mediação. Manifesta-se como uma mediação vicariante: nela, o sujeito torna-se seu próprio mediador.

O estabelecimento de relações entre os dados do conhecer e do sentir instaura-se já no início da comunicação, emergindo daí o que se chama de *transcendência* (ou *extrapolação*): as mediações alargam o campo de conhecimento do aluno, incluindo não só a informação ou a necessidade imediata, mas uma rede de relações que contempla as próprias experiências do aluno, a de seus pares, os conteúdos científicos e populares, a dimensão presente, passada e futura do conhecer. Isso permite ao sujeito situar-se – e situar seu objeto de estudo – no tempo e no contexto histórico-social, ampliando sua visão de mundo e seu leque de sentidos e significados. Outra característica das experiências de aprendizagem mediada é que ela é fonte de significação contínua e intensiva, referindo tanto aos aspectos emocionais como aos lógicos e cognitivos da interação, o que impulsiona o aprendiz para etapas mais elevadas de desenvolvimento.

Nesse sentido, mediar pautado na categoria *significado* implica não só o envolver-se na tarefa no âmbito da motivação, do interesse, da relevância e do esclarecimento dos objetivos implícitos e explícitos do estudo, mas o rompimento com formas mecânicas de aproximação do conhecimento. Trata-se de possibilitar o acesso às funções cognitivas superiores, uma vez que se abre aos signos levando-se em conta os fatores sociais e culturais que se manifestam pela mediação.

O *autocontrole,* ou a *auto-regulação,* outra das categorias de mediação que, em estreita relação com os critérios anteriores, é fundamental para a constituição do sujeito autônomo, tanto no plano interpsíquico (quando começa a aparecer a possibilidade de mediar a conduta dos pares do coletivo), quanto no individual (quando o sujeito é mediador de si mesmo – interiorização). O lema "Um momento, deixe-me pensar" do Programa de Enriquecimento Instrumental (PEI), é um exemplo de como esse critério, desde o começo das atividades, pode atuar como auxiliar para mitigar a ansiedade gerada pelo sentimento de fracasso e controlar a impulsividade, permitindo investir na aprendizagem. O desenvolvimento de novas possibilidades cognitivas contribui, sobremaneira, para a conquista de autonomia, em que a auto-regulação permite ao indivíduo constituir o sujeito de seu próprio processo de modificação.

A *participação ativa* e o *compartilhar experiências* de aprendizagem desenvolvem-se num clima no qual o professor mediador não assume nem a postura autoritária e onipotente da chamada educação tradicional, nem se exclui do grupo, colocando-se à mercê dos interesses, das vontades e do ritmo de desenvolvimento dos alunos. O professor, ao contrário, é parte integrante do grupo: "Quando o professor (mediador) se inclui como mais um do grupo, potencializa-se a oportunidade de discussões reflexivas" (Sanches, 1989, p. 40).

O professor, na condição de mediador, assume o compromisso não só de socializar a informação, como de disponibilizar os processos cognitivos socialmente produzidos. Ao identificar os processos inerentes à conduta intelectual, e decorrentes do conteúdo estudado, raciocina com o aluno e com ele aprende. Assim sendo, o *compartilhar* possibilita a gratificação de pesquisar, de pensar por relações, de elevar o nível e a extensão do conhecimento, de poder considerar pontos de vista diferentes do seu e de pensar a produção do próprio pensamento. Compartilhar é uma meta básica das Experiências de Aprendizagem Mediada.

A *individualização* e a *diferenciação* psicológica – outros critérios importantes que precisam ser trabalhados pelo professor – devem assegurar que cada participante tenha lugar e vez de expressar seus pontos de vista, seus sentimentos. A autonomia e a independência, na diferenciação das respostas e estratégias mentais, são respeitadas e valorizadas na mediação do professor e dos alunos entre si.

A mediação do ato de buscar o conhecimento, de planejar e de alcançar novos objetivos implica liberar as amarras da percepção episódica da realidade. Significa apropriar-se da possibilidade de estabelecer, para si, metas que instiguem a compreensão, buscando níveis cada vez mais abstratos de processamento do conhecimento.

A *complexidade,* como categoria de exigências intelectuais cada vez maiores, instiga também a querer saber mais e a querer procurar relações entre os novos conteúdos estudados. A mediação da *curiosidade intelectual* sustenta a necessidade de projetar, investigar, debater. Aliam-se ao ato intelectual o prazer de conhecer e a gratificação de enfrentar o novo, desvelando os segredos do saber. Isso possibilita nova comunicação, novo contato com a linguagem do sentir e do pensar. O empreendimento da *modificabilidade* (da transformação) de si e das relações de aprendizagem é condição essencial para o aluno crescer e se transformar.

As mediações voltadas para a categoria *identidade* com o *grupo de convívio,* o pertencimento a esse grupo e a identificação de si como membro do grupo atuam tal qual base de referência cultural e afetiva. O processo de modificabilidade é tanto individual como grupal, pois é necessário um ponto de referência estável para termos um sentimento de segurança de convivência no grupo e para darmos conta dessas aventuras que são os relacionamentos.

Esse conjunto de critérios constitui, com as Experiências de Aprendizagem Mediada, a base sobre a qual se firmam afeto e intelecto na busca da modificabilidade. São eles, também, de fundamental importância para a organização dos ambientes modificadores, ou seja, de contextos interativos em que as relações interpessoais pautam-se por premissas de transformação.

Deficiência compreendida como produto cultural

Determinadas carências relacionadas às Experiências de Aprendizagem Mediada provocam o que Feuerstein denomina "déficit funcional", responsável pelos quadros das chamadas "deficiências".[1] As *funções cognitivas deficientes* são a expressão de tal déficit – o qual, por sua vez, está ligado à qualidade da relação que a pessoa estabelece com a realidade cultural.

Funções cognitivas deficientes são referidas ao se considerar que a relação das pessoas com seu meio sociocultural pode ser qualitativamente questionável do ponto de vista cognitivo, devido à ausência de determinadas mediações que promovam aprendizagens que desenvolvam as funções cognitivas superiores que embasam ou sustentam o que chama de operações, entendidas como processos mentais complexos. A forma pela qual se aprende, na relação interpessoal, é a internalização do processo vivido no plano interpessoal, isto é, o que torna o sujeito modificável. Da ausência de experiências que privilegiam a apropriação desse processo podem derivar funções cognitivas "deficientes".

Grupos de funções cognitivas que se encontram divididas e seqüenciadas – recepção/elaboração/comunicação – apresentam-se, assim, apenas por questões didáticas, uma vez que, na prática, não se hierarquizam nem se subdividem. As funções cognitivas constituem um dos aparelhos conceituais de aplicação da proposta de Feuerstein.[2]

> [...] Elas jogam no nível do *input*, o papel de recolher os dados necessários para resolver um problema, caracterizando-se como uma percepção vaga, uma falta ou dificuldade quanto ao conceito de tempo, de orientação espacial etc. [...] as funções

---

1. É necessário lembrar que carência de Experiência de Aprendizagem Mediada (EAM) não significa ausência de mediação, uma vez que para Feuerstein a relação do sujeito com o mundo é sempre mediatizada pela cultura. A expressão é usada para assinalar a carência de ações deliberadas, que são mediadoras da plasticidade, da modificabilidade.

2. Com a lista de Funções Cognitivas Deficientes, são considerados aparelhos conceituais: os critérios ou categorias de mediação antes expostos e o mapa cognitivo ao qual se fará referência adiante.

cognitivas entram em jogo também no nível de elaboração. Esta fase permite transformar e operar sobre os dados recolhidos ao nível do *input*. A incapacidade de perceber a existência de um problema e de o definir, a dificuldade de distinguir entre os dados pertinentes e aqueles que não o são, existem nos indivíduos em níveis bem diferentes [...]. O terceiro aspecto das deficiências situa-se ao nível da comunicação ou *output* [...], onde o indivíduo deverá dar uma forma ao seu pensamento, transmitindo-o via uma linguagem que possa ser compreendida por aquele(s) a quem é endereçada. (Feuerstein, 1992, pp. 127-8)

Os blocos de funções cognitivas "deficientes" foram organizados por Feuerstein, conforme explicitado a seguir:[3]

Recepção (Input level):

- percepção confusa e superficial da realidade;
- busca impulsiva, não planejada, não sistemática de informações;
- "carência" de instrumentos verbais;
- dificuldade com a orientação no espaço;
- dificuldade para entender os conceitos temporais;
- dificuldade na conservação de quantidade, constância de tamanho, forma, direção etc. atendo-se ao dado sensitivo, e não ao conceito;
- ausência de precisão/exatidão das informações, dos conceitos;
- incapacidade para considerar duas ou mais fontes de informação de uma só vez.

Elaboração (Elaborational level):

- dificuldade para perceber a existência de um problema e defini-lo;
- dificuldade em relacionar informações relevantes como opostas às irrelevantes na definição de um problema;
- dificuldade para estabelecer comparações entre as informações;
- limitação do campo mental;

3. Tradução adaptada pela autora para facilitar a compreensão da organização dada por Feuerstein ao processo das funções cognitivas.

- percepção episódica da realidade, em que as experiências são vivenciadas como únicas, isoladas;
- ausência da necessidade de busca de evidências lógicas que orientem a resolução de problemas;
- dificuldade para raciocinar hipoteticamente;
- dificuldade em estabelecer estratégias para verificar suas hipóteses;
- dificuldade para definir as referências, o marco que será considerado para resolver um problema, seja ele teórico, ou prático;
- dificuldade em planejar as ações ou a "conduta cognitiva";
- dificuldade para considerar categorias.

Comunicação (Output level):

- uso de uma modalidade egocêntrica de comunicação;
- dificuldade na projeção de relações virtuais (desenhar possibilidades);
- preponderância de respostas por ensaio e erro;
- dificuldade na utilização de instrumentos verbais adequados à elaboração de respostas também verbais;
- ausência da necessidade de precisão e correção na comunicação da resposta;
- dificuldade na transposição de uma imagem visual, de uma representação de um contexto a outro;
- conduta impulsiva.

Esta lista foi organizada com base na observação de um grande número de situações vivenciadas na prática educativa, com crianças e jovens, e por intermédio do processo de Avaliação Dinâmica do Potencial de Aprendizagem (LPAD). Portanto, esta não é uma lista abstrata que destaca um a *priori* imaginado de funções. No entanto, ela não esgota o que o autor considera como condição às operações cognitivas, devendo atuar apenas como referência para ajudar o mediador. As funções deficientes, além de serem responsáveis pelo retardo na *performance* cognitiva, refletem as condições dessa *performance*. Assim, elas ajudam a identificar uma *performance* deficiente e contribuem para a organização de atividades pedagógicas destinadas à sua "correção".

Deve ficar claro que o sujeito pode não apresentar problemas referentes a todas as funções relacionadas, mostrando, inclusive, deficiência em relação às funções exigidas para a execução de uma tarefa dada para, em seguida, e em outra tarefa, não evidenciar nenhuma das dificuldades antes identificadas. Por isso, não se pode pensar que tais funções estejam sempre ausentes do repertório cognitivo do sujeito: elas dependem, entre outros aspectos, tanto do objeto de conhecimento com o qual se trabalha, como da linguagem pela qual esse conhecimento é apresentado.

Chamam a atenção, no entanto, aquelas funções que nunca aparecem espontaneamente (sem mediação direta ou explícita), ou de forma regular. Considerar duas fontes de informação, *pari passu*, é uma função básica à operação mental que envolve, por exemplo, o cálculo da velocidade necessária para que uma pessoa atravesse uma rua. É preciso observar a distância que há entre ela e o carro, bem como a velocidade (alta ou baixa) com a qual o carro se aproxima. Será difícil de realizar essa operação a contento se, já na fase do *input*, houver uma fragmentação quanto à simultaneidade das informações.

É graças a essa lista, que constitui a ferramenta conceitual auxiliar da prática pedagógica proposta pelo autor, que o mediador endereça-se à criança, ao adolescente ou ao adulto. Para compreender as exigências cognitivas, envolvidas na tarefa proposta, a ferramenta de apoio é o mapa cognitivo. Para pautar e avaliar a qualidade da interação, existem os chamados critérios ou categorias de mediação.

O contexto que produz as Funções Cognitivas Deficientes – e pode estar constituído já no ambiente familiar – pode produzir o que Feuerstein chama de *"Síndrome da Privação Cultural"*. Ela se expressa mediante "*performance* cognitiva retardada" e acontece em razão de os produtos essenciais de uma cultura não serem transmitidos e devidamente mediados a um indivíduo ou a um grupo de indivíduos.

Essa questão, central para compreender tal síndrome, permite, ao mesmo tempo, vislumbrar uma possibilidade de trabalho pedagógico que reverta tal situação. É preciso compreender que a síndrome significa, para esta teoria, uma capacidade reduzida de autoplasticidade, ou capacidade reduzida de modificação. Tal compreensão encontra-se, assim, em sintonia com a concepção de desenvolvimento em que a cognição é vista não como somatório de capacidades e habilidades.

Refere-se ao fato de um sujeito ou um grupo, dentro da mesma cultura, não se beneficiar do conhecimento nela produzido:

> [...] Nossa utilização do termo "privação cultural" não responsabiliza a cultura do grupo ao qual o indivíduo pertence. Não é a cultura que é fator de negação. O que é prejudicial é o fato de indivíduos – ou grupos – serem privados de sua própria cultura. Neste contexto, "cultura" não é um inventário estático de condutas, mas o processo pelo qual os conhecimentos, os valores e as crenças são transmitidos de uma geração a outra. Neste sentido, a privação cultural é o resultado do fato de um grupo não transmitir ou mediar sua cultura às novas gerações. (Feuerstein, 1980, p. 13)

A privação cultural traz à discussão o pertencimento da pessoa à sua cultura. Como conseqüência da ausência de referências que asseguram essa identificação, não há apropriação do conhecimento e desenvolvimento dos processos cognitivos e efetivo-sociais que permitem responder às demandas da sociedade em que se vive. Essa conotação atribuída à privação cultural não coincide com aquelas usualmente encontradas na literatura, as quais enfatizam um padrão de desenvolvimento infantil para todas as crianças negando diferenças de classe social.[4]

Quanto à etiologia da "deficiência", aquelas causas tradicionais aos quadros das deficiências, como os fatores genéticos, orgânicos, nível maturacional, dinâmica familiar, estímulos ambientais, entre outros, não explicam, por si sós, a síndrome da privação cultural. A influência deles é reconhecida, mas se enquadra no que é chamado de grupo de fatores de etiologia distal, ou seja, de etiologias distantes ou não responsáveis, de forma direta, pela "deficiência". No entanto, a carência de Experiências de Aprendizagens Mediadoras dos processos cognitivos superiores é considerada algo específico que caracteriza a fonte direta determinadora de "déficit". Por ser direta, é classificada como etiologia proximal. Elas são, sim, as maiores responsáveis pelo aparecimento de tal síndrome.

A carência de experiências mediadas (de etiologia proximal, então) – e não os fatores de etiologia distal – é o que realmente provoca

---

4. Ver a respeito Patto (1993) e Soares (1992).

um desenvolvimento cognitivo caracterizado por uma modificabilidade reduzida. É a precariedade ou, em casos mais graves, a ausência da mediação de aspectos culturais essenciais, que abala o pertencimento do sujeito ao seu coletivo e impede a apropriação do conhecimento e o desenvolvimento dos processos cognitivos superiores. Assim, é a caracterização do processo interativo-mediador que se torna a grande responsável pelo aparecimento e pela manutenção das consideradas deficiências.

Utilizando a categoria definida como privação cultural, enfrentar os ditos quadros patológicos passa a ser feito de maneira inovadora: fala-se da diferença cultural, mas não se hierarquiza culturas; admitem-se as diferenças e considera-se que, dentro de uma só cultura, pode haver privação cultural por ausência de aprendizagens mediadas. Não há referência, no entanto, à concepção de que os grupos desfavorecidos são "privados culturais".

Existe uma distinção entre "diferença cultural" e "privação cultural", cujo embasamento está radicado no processo de constituição do sujeito. Um indivíduo culturalmente diferente caracteriza-se por possuir identidade com a cultura à qual pertence, enquanto um indivíduo privado culturalmente é o que tem uma carência total ou parcial de identificação com sua cultura.

Uma pedagogia na qual modificar é possível

A condição gerada pela privação cultural não é irreversível. O processo de mudança, no qual o aprender promove o desenvolvimento, dá-se pela aproximação ou interação mediada ativa, isto é, a que concebe o ser humano como capaz de se transformar. Interação mediada é a que pode restituir a possibilidade de se relacionar com o mundo de forma diferente daquela marcada pela condição de "deficiente", ou de privado cultural: condição que caracteriza e estigmatiza o sujeito, até determinado momento de sua vida. A aproximação passiva, ao contrário, fixa o indivíduo nessa condição, não a compreendendo como transitória, mas como imutável. Daí a compreensão da "deficiência mental" como produto cultural.

As possibilidades de modificabilidade criadas pelo programa pedagógico de Feuerstein, desde os anos 1950 até nossos dias, apresentam evidências clínicas e empíricas, que atestam ser possível modificar, independentemente da etiologia da deficiência.

O Programa de Enriquecimento Instrumental (PEI) é uma das estratégias para o desenvolvimento cognitivo do sujeito. As mediações aí propostas:

> [...] Estão voltadas à estrutura cognitiva como um todo [...] transformando o passivo e dependente em alguém que pensa independentemente e de forma autônoma [...] O PEI está endereçado não a alguma habilidade específica, mas ao próprio processo de aprendizagem. Por esta razão, os vários componentes do programa são deliberadamente chamados de "*instrumentos*". (Feuerstein, et al., 1980, p. 1 – Grifos do autor)

O PEI é parte de uma visão calcada na premissa da modificabilidade. Dele faz parte uma série de cadernos didáticos – os chamados instrumentos, os quais são planejados e têm por base mediações que propiciem experiências intelectuais, que demandam processos cognitivos superiores. Ou seja, os que ultrapassam os processos elementares sensoriais, como as atividades de memória imediata e as associações simples. A atividade cognitiva prioriza, assim, o pensar por relações, por exemplo, evitando a percepção episódica da realidade.

O PEI exige a presença de um mediador que proponha uma ação pedagógica voltada para um mundo de significações e relações que incluem a experiência prévia do aluno, o saber historicamente produzido e sua inserção em perspectivas futuras. Essa proposta está interessada no processo interativo, e não na aquisição do saber, em si, como resultado final da instrução.

No trabalho pedagógico que tem como base o enriquecimento instrumental, ou PEI, é preciso construir ferramentas conceituais: trabalhar com os conceitos, sempre fazendo pontes (*bridging*) de relações com diferentes fontes de informação e conhecimento. A linguagem, no contexto de trabalho com esse programa, ganha espaço muito importante. Isto não significa simplesmente a aquisição de um léxico rico: refere-se, antes, ao emprego da palavra como instrumento simbólico.

A linguagem é vista como condição e expressão do processo de elaboração mental. Há sujeitos que não formulam verbalmente uma comparação entre dois fatores ou dois objetos, por não usar os recursos verbais necessários (relacionar uma coisa a outra e compará-las com base em uma categoria). Por isso, não podem aplicar as relações deduzidas em outros eventos. Isso pode acontecer se a criança percebe intuitivamente o que há de comum e de diferente entre os elementos comparados. A aplicação do aprendido em situações diversas, ou o processo de transferência/transcendência/extrapolação, é uma possibilidade de ir além do imediato, do episódico, que depende da linguagem.

O PEI prevê, em cada um dos cadernos didáticos ou instrumentos, uma série de palavras e conceitos verbais que fazem parte de um léxico básico. No entanto, isso não quer dizer que, memorizando-se tais palavras e fazendo um emprego aparentemente adequado, haja de fato um movimento de modificação estrutural do sujeito diante do conhecimento e da realidade. Sobre a aprendizagem do vocabulário, diz o autor que: "Eu poderia me contentar com o fato de que a criança aprendesse este vocabulário, mas isto não terá nada de estrutural. Ao contrário, a modificação será realmente estrutural se, em aprendendo este vocabulário, a criança modificar sua capacidade lingüística" (Feuerstein, 1992, p. 123).

Os instrumentos do PEI caracterizam-se enquanto fonte de atividade intelectual e de estratégias de pensamento que, enriquecidas pelo mediador, trazem o conhecimento das várias áreas da ciência e da filosofia, integrando, também e sempre, o significado de cada vivência intelectual à vida afetiva e social do aluno. O Programa de Enriquecimento Instrumental (PEI) tem efeitos cumulativos no decorrer do tempo, pois sua capacidade de aprender aumenta conforme novos desafios vão sendo enfrentados no dia-a-dia. Dessa forma, as possibilidades de desenvolvimento e aprendizagem não se esgotam no final do programa, como acontece com outros tipos de intervenção mediante programas tutelares orientados para o conteúdo ou as habilidades específicas.

O PEI, portanto, não se preocupa só em acrescentar informação ao repertório da criança, nem em ensinar tarefas ou trabalhar na aquisição de algumas habilidades. Visa, em especial, mediar a capacidade de aprender. Os cadernos ou instrumentos que constituem os recursos didáticos para o trabalho com processos cognitivos superiores são denominados:

- Organização de Pontos.
- Orientação no Espaço I.
- Orientação no Espaço II.
- Comparações.
- Percepção Analítica.
- Categorização.
- Relações Familiares.
- Relações Temporais.
- Progressão Numérica.
- Instruções.
- Silogismo.
- Relações Transitivas.
- Desenho de Padrões.
- Ilustrações (*Cartoons*).

Os primeiros sete instrumentos correspondem ao Nível I do programa e os seguintes, ao Nível II. Assumem, assim, ordem crescente como complexidade e abstração, embora todos já proponham o exercício de processos cognitivos superiores, ou seja, de operações mentais complexas, mediadas por signos. Não se permanece apenas no exercício de funções elementares, como o das atividades sensitivas ou perceptivas, pois, pelas mediações, buscam-se processos mais elevados de pensamento. Com isso, quebram-se as propostas tradicionais de educação, sobretudo aquelas referentes à chamada educação especial que, em alguns momentos de sua história, parecem ter tido um papel mais voltado para a consolidação da deficiência do que para o desenvolvimento potencial dos alunos.

O programa inclui instrumentos não-verbais, como Organização de Pontos, Percepção Analítica e Ilustrações. Abrange, também, os que demandam ajuda do professor no processo de leitura e escrita: Orientação no Espaço I e II; Comparações; Relações Familiares; Progressão Numérica e Silogismo. Há ainda os que requerem o domínio da leitura e da escrita: Categorização; Instruções; Relações Temporais; Relações Transitivas e Desenho de Padrões.

Há uma sugestão quanto à seqüência de utilização dos instrumentos, embora o programa não seja rígido em relação a ela. A ordem dos instrumentos poderá variar segundo as necessidades do trabalho, observada a sugestão inicial de algumas exigências metodológicas, como, por exemplo, a de comparar antes de classificar ou categorizar, uma vez que, quanto melhor se observarem, descreverem e relacionarem semelhanças e diferenças entre fatos mediados por um critério, mais fácil será de chegar às categorias.

O instrumento Ilustrações traz em si a representação de variadas situações do cotidiano, evidenciando questões comuns às pessoas e relacionadas ao sentimento, ao desejo, à repulsa. Por isso, é o único que pode ser antecipado ou postergado, de acordo com o trabalho desenvolvido, sem preocupações com o conteúdo dos instrumentos que o antecederam ou o sucedem.

As variações das atividades propostas pelo programa, dentro do mesmo instrumento, não objetivam o treino de comportamentos. Ao contrário, o que nele se repete é a característica da atividade cognitiva, isto é, o exercício de processos elevados como de abstração e de pensamento em atividades diferenciadas, facilitando, assim, a flexibilidade e a mudança. Busca-se pensar, de maneira inteligente, situações que aparecem no material didático e existem, também, no cotidiano. É preciso considerar que a modificação da pessoa é, necessariamente, a modificação da relação sujeito/mundo. Assim, ao mesmo tempo em que requer uma variedade de processos de transformação e elaboração nas atividades, o PEI inclui a contribuição ativa do aprendiz na organização, na reestruturação e no descobrimento de relações nas tarefas. E o êxito na produção dessas relações implica domínio de regras, princípios e estratégias, mais do que aprender a tarefa em si.

O objetivo geral do PEI é, portanto, aumentar a autoplasticidade do sujeito. No entanto, como isso não acontece da mesma maneira em todas as pessoas envolvidas na proposta, é preciso, então, intensificar ou criar estratégias particulares de mediação que enfrentem o clássico determinismo das lesões ou das alterações cerebrais que constituem fatores que impedem o desenvolvimento. A severidade do comprometimento, seja ele físico, orgânico ou psicológico (do tipo autismo), não deve impedir que o programa pedagógico seja iniciado e, muito menos, tornar-se referência para a predição acerca da modificabilidade.

É fundamental, também, que o mediador esteja seguro afetiva e racionalmente a respeito da concepção de aprendizagem, desenvolvimento, relação homem/sociedade presentes na teoria de Feuerstein e responsáveis pelo investimento na direção da modificabilidade. Essa modificabilidade postulada é, então, acessível a todos os indivíduos, em idades avançadas, com diferentes etiologias e, mesmo, com níveis de funcionamento bastante baixos. As modalidades de intervenção, é certo, deverão ser adaptadas.

O PEI possui, ainda, objetivos secundários, mas também importantes, quais sejam: o trabalho com as funções cognitivas "deficientes"; a necessidade de determinar as características das tarefas a serem resolvidas (as funções e operações que envolve) e de extrapolar ou transferir o que aprendeu para outras situações. Com isso, o sujeito poderá transpor, para o cotidiano, a forma de se relacionar com aquilo que, na situação de aprendizagem, conhece ou reconhece. Essa repetição do processo perante diferentes conteúdos cria o desejo, ou a necessidade de conhecer, superando a percepção limitada do aqui e agora.

Nessa empreitada, o que mais importa é a consciência do processo cognitivo que o sujeito utiliza, isto é, o *insight* ou a possibilidade de detectar os próprios processos de pensamento. Daí a importância da repetição, ou da variação da atividade metacognitiva a ela associada, a fim de que o sujeito possa, cada vez mais, compreender os processos de pensamento inerentes à produção de dado objeto de conhecimento.

A capacidade de compreensão e de avaliação dos próprios processos de pensamento está entre os objetivos que se procura atingir, os quais se realizam com base nos sucessos e nos fracassos de diversas experiências. A isso chama-se *insight*, que permite ao indivíduo a possibilidade de auto-reflexão, sem confundir com o *insight* da psicologia dinâmica, a psicanálise. Essa última não exclui o dinamismo do pensamento nesse processo, mas fala-se aqui de um *insight* que se produz diante da confrontação do sujeito com o trabalho a realizar. De onde vêm as dificuldades que eu constato? Das características do trabalho e das minhas próprias funções? Saber destacar e definir o elemento que levou ao sucesso permite reutilizá-lo em outras ocasiões. A generalização e a transferência dos efeitos produzidos pelo *insight* são questões importantes na mediação.

Diz Feuerstein (1994a, p. 5) que o PEI, "da mesma forma que um grande número de programas de intervenção, requer que o indivíduo apresente algumas condições iniciais para ter acesso ao mesmo".

Embora seja colocada essa condição, não é admissível pensar que a ausência de uma base inicial constitua um elemento de inacessibilidade ao programa. O próprio processo de aprendizagem mediada ou EAM, independentemente da forma como a pessoa portadora de alguma "deficiência" se apresenta, e também de seu "rendimento atual", trabalhará para sua modificabilidade. O "Um momento, deixe-me pensar", lema presente na capa de todos os catorze instrumentos constantes do PEI, por certo garantirá espaço para que sejam dados os primeiros passos rumo ao modificar-se.

O PEI tem uso amplo, não se restringindo só aos programas de "Educação Especial", uma vez que trabalha com processos de apropriação do conhecimento em geral. A adequação às variadas culturas e aos diferentes grupos de trabalho é orientada pelos critérios de mediação, pela qualidade da interação e pela escolha dos próprios instrumentos a serem utilizados.

O trabalho realizado com o PEI é planejado considerando o *Mapa Cognitivo* organizado por Feuerstein como referência para detecção das características das atividades propostas pelos exercícios do programa. Tal mapa é organizado a partir de sete parâmetros, a saber:

- conteúdo (que é considerado a base operacional para a atividade mental, pelos temas ou assuntos trabalhados);
- operações (que são processos mentais complexos, apoiados em funções cognitivas);
- modalidade (que se refere às diferentes linguagens com as quais se apresentam as informações);
- fases do ato mental (que se referem aos momentos de *input*, elaboração e *output*);
- complexidade (que se refere à quantidade e à qualidade de informações, familiares ou não, exigidas no processamento do conhecimento);
- abstração (que pontua a "distância", como abstração, entre sujeito e objeto de estudo);
- eficiência (que faz referência à forma e à energia com as quais o sujeito produz o saber ou se apropria dele).

A explanação que se fez até aqui contemplou os conceitos fundamentais de alguns pontos desenvolvidos na teoria e no programa educacional de Feuerstein. No entanto, faz-se necessário esclarecer que foram enfatizados apenas os aspectos imprescindíveis tanto ao trabalho pedagógico empreendido como à análise efetuada na pesquisa preparada para tese de doutorado. Faltou aprofundamento nas explicações sobre o LPAD, por exemplo, não porque ele merece menos atenção, mas porque não se utilizou esse tipo de avaliação no trabalho desenvolvido com o grupo de adultos. Ao contrário, o LPAD constitui uma forma incomparável de avaliação das possibilidades do sujeito, visto destacar as potencialidades que se criam nas interações pautadas pelas Experiências de Aprendizagem Mediada.

Capítulo 3

Mediar uma atitude otimista em relação à vida e em relação ao sujeito mesmo não é somente fazê-lo sonhar, mas é lhe dar os meios de materializar seu otimismo.

(REUVEN FEUERSTEIN)

A metodologia que empreguei na pesquisa está descrita neste capítulo. É uma forma de expor a minha trajetória para permitir ao leitor captar a dinâmica do movimento da proposta pedagógica, o que é fundamental quando se pretende trabalhar, ao mesmo tempo, a deficiência ressignificada e a constituição de processos mentais superiores, ambas mediadas por signos culturais.

Referências norteadoras da investigação

A necessidade de encontrar alternativas pedagógicas mais efetivas, no campo da chamada educação especial, vem impulsionando a realização de estudos e de projetos de intervenção pautados em novos pressupostos. Notadamente quando se trata de adultos com história de deficiência, a questão agrava-se, visto se considerar que tempo valioso foi perdido, dando ampla margem para que ela se consolidasse, sobretudo, graças ao olhar estigmatizante da sociedade.

Reuven Feuerstein tem defendido que sua visão acerca do desenvolvimento humano e dos fatores que o restringem pode auxiliar, em muito, as práticas pedagógicas que se propõem à inversão da situação hoje encontrada. Para tanto, desenvolveu uma proposta pedagógica que, em teoria, parece coerente com seus pressupostos. Em todo o mundo e em diferentes graus, Feuerstein vem alcançando sucesso em face do apregoado, em especial na área da "deficiência mental", como demonstram os estudos apontados anteriormente neste livro.

Inúmeras pesquisas mostram que, pelo processo educacional proposto por Feuerstein, adultos – inclusive aqueles sistematicamente marginalizados do ensino regular por serem portadores de alguma forma de "deficiência" – passam a constituir sujeitos diferentes do que eram ou do que demonstravam ser. No Brasil, dados desse tipo encontram-se praticamente ausentes, embora cursos de formação na proposta feuersteniana venham proliferando pelo território nacional. Assim, para que se avalie essa proposta e se investigue como atua com brasileiros com história de deficiência, pesquisas fazem-se cada vez mais importantes. O trabalho realizado com um grupo de adultos com história de deficiência em suas vidas (GT Adultos), que se efetivou no Nucleind no ano letivo de 1994, insere-se nessa perspectiva. Por ele buscou-se investigar as conseqüências do ensino mediador de processos cognitivos superiores, segundo alguns pressupostos da proposta pedagógica de Feuerstein.

Destacou-se, nessa proposta pedagógica, o fato de que ela se efetiva na integração simultânea de questões tanto afetivas quanto intelectivas, permeadas, sempre, pela realidade cultural dos que estão envolvidos no processo de ensinar/aprender. Assim, o desenvolvimento cognitivo do aluno é compreendido apenas quando *das* e *nas* interações sociais em que os sujeitos constituem-se enquanto tal. Feuerstein reúne, então, naquilo que chamou de *Critérios de Mediação*, alguns pontos que considera fundamentais a um contexto interativo que propõe uma relação voltada para as possibilidades de aprendizagem que propulsionam o desenvolvimento do sujeito. Essas mediações são tidas como condição à qualificação do contexto, por exemplo, na medida em que comunicam a intencionalidade do "Não me aceite como eu sou/pareço ser...", ou seja, uma vez que comunicam a possibilidade da transformação e apontam pistas estratégicas para sua materialização. Além da intencionalidade citada, o autor aponta outros critérios importantes, já apresentados, entre eles: os mediadores da auto-regulação; da busca de significados; da diferenciação psicológica na pertença grupal, do ato de compartilhar a aventura de modificar-se na relação com os demais; no sentir-se competente e autorizado (otimista) a transformar-se.

Nesse contexto, as questões socioafetivas e a atividade cognitiva (processos cognitivos superiores) foram os pilares que sustentaram o trabalho. Em todo o desenvolvimento da pesquisa, estivemos de acordo com a fala de Feuerstein, ao dizer que o sujeito constitui, afetivamente, a relação com seus pares e de acordo com referências culturais de seu grupo de convívio. Cognitivamente, da mesma forma, a produção dos processos mais elaborados do pensamento resulta de mediações qualificadas e diretamente direcionadas a esse objetivo. Por sua vez, faz-se necessário esclarecer que a cognição não é compreendida, dentro da abordagem feuersteniana, como algo que se desenvolve em estruturas ou condições inatas, algo próprio e natural da condição humana. Também não é algo que brota espontaneamente da relação afetiva entre os sujeitos. Como se disse, é um processo que se efetiva ou não pela qualidade e quantidade de mediações, que objetivam, de modo explícito, aprendizagens e desenvolvimento das várias possibilidades intelectivas, num contexto de relações mediadoras da "eficiência" ou da "deficiência" do sujeito aprendiz.

O desenvolvimento da cognição é um produto histórico que demanda mediações específicas quanto às diferentes formas de apropriação do conhecimento, mediações que se caracterizam e variam em forma e conteúdo de acordo com as relações travadas pelos homens em dado contexto cultural. Assim, não é possível compreender a atividade cognitiva retirando-a do contexto de interações no qual ela é produzida e do qual ela é expressão. Esses dois lados da mesma moeda estão amalgamados na proposta de Feuerstein.

É por isso que, para o autor em questão, caem por terra os diagnósticos e seus conseqüentes prognósticos unidirecionalmente relacionados, em que a culpa da "deficiência" é do indivíduo ou do meio ambiente. Além do mais, para ele, as impossibilidades intelectuais de dado momento, e para determinada pessoa, podem caracterizar-se como potencialidades se o contexto de interações se diferenciarem, mediarem e instrumentalizarem afetiva e cognitivamente o sujeito para uma nova direção em seu desenvolvimento.

As mediações que pretendem distanciar-se da "síndrome da privação cultural", enquanto manifestação da "deficiência", precisam estar atentas à modificabilidade do que chama de Funções Cognitivas Deficientes. Essas funções revelam, para o autor, a privação cultural, as dificuldades de processar o conhecimento à base de funções superiores (ou mediadas pelos signos, indiretas, e não aquelas presas apenas ao imediatismo da atividade perceptiva).

Trabalho pedagógico

O trabalho pedagógico desenvolvido para o estudo de minha tese de doutorado foi realizado com um grupo de alunos do Nucleind. As ações foram voltadas para a Modificabilidade Cognitiva Estrutural, com base nas aprendizagens deflagradas por interações pautadas em alguns pontos da Teoria da Aprendizagem Mediada. Executado com seis integrantes do GT Adultos na perspectiva da apropriação do conhecimento e da constituição de relações, tinha como base de ação:[1]

- a apropriação do conhecimento se dá por processos cognitivos superiores, o que vem a romper com a idéia de a produção do conhecimento estar baseada no dado imediato e sensório-perceptivo, característico da percepção episódica da realidade;
- a constituição, com o outro e consigo mesmo, de relações que não se pautem no estigma da deficiência.

Visando alcançar essas metas, iniciou-se, em março de 1994, o trabalho com Bento, Carla, Celso, Júlia, Leandro e Mauro. Duas pedagogas dividiram entre si a coordenação do grupo. Tal trabalho desenvolvia-se em dois encontros semanais, de 1 hora e 45 minutos cada um. Baseava-se na utilização dos instrumentos pedagógicos que compõem o PEI. Trabalhou-se com seis dos sete cadernos da primeira série ou primeiro nível do PEI, a saber: Organização de Pontos; Percepção Analítica; Comparações; Orientação no Espaço I; Categorização e Ilustrações.

---

1. Além do trabalho pedagógico realizado com este grupo de adultos no Nucleind, eram levados à prática outros grupos (o infantil, o de adolescentes). Nesse período (1993-95), utilizava-se no Núcleo a denominação "Grupo de Trabalho" x ou y, para diferenciá-los.

O trabalho em cada sessão (sobretudo quando se trabalhava com o PEI) desenvolvia-se a partir da seqüência:

- Discussão introdutória: ocasião em que se definem e discutem o problema e os objetivos a serem tratados, firmando-se a proposta de um trabalho coletivo.
- Trabalho independente: o trabalho individual requer mediações também individualizadas e orientadas para as estratégias importantes na realização da tarefa, assim como se deve ter em vista a explicitação clara das funções ou das operações empreendidas na solução do problema. Os alunos podem auxiliar-se reciprocamente, na busca de alternativas de soluções.
- Discussão coletiva e desenvolvimento de *insight*: tem como base a discussão das soluções encontradas e das estratégias utilizadas, buscando o estabelecimento de relações com outras áreas do conhecimento e com o cotidiano de suas vidas.
- Síntese ou resumo: é um trabalho coletivo sobre o que o grupo apreendeu, das relações e da importância do que se viu, fez e discutiu na vida de cada um.

É preciso dizer que nem sempre foi possível seguir esse roteiro, em função da dinâmica seguida pelo próprio trabalho em determinados dias, que se organizava mais de acordo com a necessidade de conversar, de compartilhar dúvidas, anseios, temores ou pedidos de ajuda para a resolução de um problema particular. Nessas ocasiões, o cuidado que se tomava era o de manter os objetivos pedagógicos das Experiências de Aprendizagem Mediada.

Os objetivos, como utilizá-los e as propostas dos cadernos didáticos encontram-se descritos a seguir de forma sucinta. Tais instrumentos estão traduzidos para o português, necessitando apenas de rápida adaptação para o português do Brasil (foram adquiridos no local de origem de sua produção, o Hadassah Wizo Canada Research Institute – Israel). O material constante do PEI foi administrado e avaliado com base nos Manuais de Instrução, elaborados por Feuerstein para utilização específica dos instrumentos.

Instrumentos utilizados do PEI nessa vivência pedagógica

• Organização de pontos

Este instrumento é composto por vinte páginas de exercícios que contêm grande variedade de relações virtuais (relações possíveis), organizadas pela combinação de pontos entre si. A resolução do problema colocado é aparentemente simples, pois se trata de repetir uma figura-modelo feita por intermédio da relação entre os pontos. No entanto, demanda uma atividade complexa de pensamento, à medida que há mediações, a fim de evitar a resolução apenas pelo exercício sensório-perceptivo. Há exigência de conceituação, de estabelecimento e projeção de relações, organização de estratégias de pensamento para execução, levantamento e verificação de hipóteses, entre outros.

Organização de Pontos é, geralmente, o primeiro instrumento com o qual se trabalha no programa. Sua utilização é recomendada para o primeiro dos dois ou três anos do programa. De início, trabalham-se as treze primeiras páginas, bem como as chamadas páginas de erros (que são três, no total). As páginas 14 a 20 podem ser trabalhadas no segundo ano de atividades.

Os objetivos são:[2]

- Projeção de relações virtuais.
- Produção do conhecimento rompendo com a percepção apenas da aparência de uma totalidade, indo além do que a atividade sensório-perceptiva possibilita chegar, ou seja, romper com a percepção episódica da realidade.
- Produção do conhecimento pelos processos cognitivos superiores, entendidos como aqueles que são mediados por signos.
- Desvelamento das relações organizadoras de uma totalidade.

---

2. Vale observar que alguns dos objetivos dos instrumentos utilizados especificamente na vivência foram adaptados dos originais formulados por Feuerstein.

• Orientação no espaço

Neste instrumento é possível trabalhar com o intuito de constatar que a representação das relações que envolve posição ou direção não possui significado sem um referente. Essa compreensão transfere-se para uma grande variedade de relações interpessoais em que podem existir diferentes pontos de vista, segundo perspectivas também diferentes, como, por exemplo: ao colocar-se no lugar do outro, o sujeito passa a ver e analisar questões idênticas às suas com um novo referente. O instrumento propõe de início situações nas quais o conteúdo envolvido refere-se a relações espaciais entre quatro objetos estáveis e um referente que muda de posição. Depois, são introduzidos símbolos que criam a necessidade de distanciamento da referência utilizada anteriormente.

Tem como objetivos:

- Estabelecimento e comunicação de relações entre fatos, objetos, pessoas, idéias, valendo-se da experiência com relações espaciais que tenham referências estáveis. Essas podem ser relativas, como no caso em que se considera um contexto específico (histórico/cultural), ou absolutas, como quando se consideram os pontos cardeais, por exemplo. No caso, o instrumento utilizado trata de um sistema relativo.
- Estabelecimento de relações espaciais, sem apoio sensorial e independente de ações físicas imediatas.

• Percepção analítica

Neste instrumento, as atividades não se pautam pelas configurações gestálticas do todo enquanto composição meramente perceptiva. Vão além, uma vez que supõem o uso de um sistema de referentes conceituais para análise desse todo.

Percepção analítica é um dos quatro primeiros instrumentos trabalhados. É um instrumento não-verbal, baseado na percepção analítica de formas geométricas que objetivam a organização de estratégias cognitivas.

No trabalho objetiva-se:

- Desenvolvimento de estratégias cognitivas para ir além das informações perceptivas que permitem uma apreensão diferente dos dados da realidade.
- Análise e composição de uma totalidade, com base em categorias determinadas.
- Apreensão do todo quando se compreendem os determinantes que o organizam, e cada parte é, simultaneamente, expressão e fundamento da totalidade.

• Comparações

Comparações é, também, um dos quatro instrumentos introduzidos no programa. Considerando que o trabalho é intenso com o intuito de conseguir o estabelecimento de relações comparativas com base em critérios claros e bem definidos (pensar por relações segundo um parâmetro), subentende que é preliminar a classificação, seriação, pensamento silogístico, analógico e transitivo. É introduzido depois de Orientação no Espaço I e em relação de continuidade com Percepção Analítica. O instrumento Classificações é trabalhado logo a seguir.

O estabelecimento de relações nas atividades propostas pelo instrumento possibilita o confronto de informações, evitando que o sujeito fique limitado em suas experiências à mera exposição a um episódio.

Os objetivos deste instrumento são:

- Estabelecer relações de equivalência (semelhança) ou diferenças entre fatos, dados ou idéias.
- Considerar parâmetros relevantes ao comparar (características críticas).
- Flexibilizar o uso de parâmetros considerando o contexto do que se compara.
- Ir além da comparação realizada pelo reconhecimento e pelas identificações simples para chegar às relações abstratas que organizam e contextualizam informações comparadas.

• Classificações

Este, em geral, é o quinto instrumento a ser trabalhado. É introduzido no programa depois de Comparações. Está voltado para o exercício das operações lógico-verbais à base de codificações simbólicas. Isto permite estabelecer relações entre conceitos que incluem categorias extensas, em vez de parear elementos simples.

Os objetivos a serem atingidos são:

- Criar consciência da importância e da necessidade da classificação na vida diária.
- Utilizar a classificação como forma de reunir e organizar informações.
- Classificar com base em princípios cada vez mais complexos.
- Classificar de acordo com dois ou mais princípios, simultaneamente.

• Ilustrações

Ilustrações não ocupa um lugar específico no PEI, no entanto é recomendado introduzi-lo após a familiarização do aluno com os primeiros quatro instrumentos (Organização de Pontos, Orientação no Espaço I, Percepção Analítica e Comparações).

O instrumento difere dos outros porque não possui uma ordem de apresentação. O conteúdo das páginas contém situações que envolvem problemas e conflitos com os quais nos deparamos no nosso cotidiano.

Como objetivos tem:

- Analisar as ilustrações com a finalidade de definir o problema apresentado.
- Perceber as transformações que ocorrem discutindo as reações delas decorrentes.
- Extrapolar a informação obtida das ilustrações para situações de vida diária.

Um pouco sobre a pesquisa

Dos seis sujeitos da pesquisa realizada para o doutorado que compuseram o GT Adultos, quatro eram do sexo masculino e dois do feminino, com idades que variavam de 20 a 31 anos. Cinco deles traziam, em suas histórias de vida, o fato comum de nunca terem freqüentado uma escola de ensino regular, em função de serem portadores de alguma forma de deficiência e de apresentarem, na avaliação tradicional, déficit intelectual. Apenas um dos membros possuía esse tipo de escolarização; mas, pelo menos nos últimos dez anos, freqüentou escola especial por apresentar deficiência física e ser considerado, por isso também, "deficiente mental". Esse mesmo aluno tinha dificuldades de controle da intensidade do som ao falar (falava murmurando) e era o único a apresentar problemas para locomover-se; os demais o faziam com total independência.

Em relação a leitura e escrita, quatro dos alunos sabiam ler e escrever, um deles com desempenho excelente, sem problemas, e três com muitíssimas dificuldades, mas com condições de compreender, por exemplo, algumas ordens escritas. Os outros dois do grupo encontravam-se em processo de aprendizagem da leitura e da escrita. Quanto à escolarização, no momento em que se realizou a pesquisa, quatro deles freqüentavam cursos supletivos para alfabetização de adultos e um era aluno ouvinte da primeira série do segundo grau.

As atividades de lazer de todos os integrantes do grupo restringiam-se àquelas proporcionadas pelas famílias nos finais de semana.

Outro dado comum era o de já ter passado por vivências pedagógicas com material didático de Feuerstein e Experiências de Aprendizagem Mediada nos moldes propostos pelo autor, por períodos que variavam entre quatro meses e dois anos, no Nucleind.

Nenhum desses adultos exercia função remunerada. O grau de instrução dos pais de quatro deles era superior. Os pais possuíam casa própria e trabalhavam como profissionais liberais, ou como funcionários públicos (estaduais ou federais) ou se ocupavam apenas com as atividades do lar (três das mães).

Esses alunos foram selecionados pela demanda feita por jornal, em que os pais solicitavam estudantes de Pedagogia para trabalho domiciliar com seus filhos "excepcionais", ou pelo encaminhamento de pessoas conhecidas dos estudantes.

Nenhum elemento do grupo realizou, para a atividade específica da pesquisa, qualquer avaliação tradicional da área pedagógica ou psicológica, nem antes nem depois do trabalho desenvolvido no Nucleind. Entende-se por tradicional a avaliação que utiliza instrumentos padronizados e oficializados, visando à detecção de habilidades, coordenações, nomenclaturas, inteligência. As avaliações dessa natureza, já realizadas por outros profissionais antes da participação no grupo, foram consideradas apenas parte de suas histórias de vida. A ausência de avaliação justificou-se, nesse caso específico, pela própria dinâmica de trabalho utilizada, em que foram previstas, ao longo do processo pedagógico, avaliações constantes, chegando o grupo, inclusive, a exercícios metacognitivos, ou seja, os que oportunizam explicitar um entendimento sobre a forma como aprendem.

Nessa investigação, enquanto pesquisadora estive integrada ao processo pedagógico como coordenadora do grupo e mediadora. Assim, pesquisadora e pesquisados compuseram o grupo de trabalho pedagógico. A participação do pesquisador nesse tipo de trabalho baseia-se no que Feuerstein propõe em sua clássica frase: "Não me aceite como eu sou". Ela traduz, fundamentalmente, a intencionalidade de uma proposta pedagógica cunhada na possibilidade de acesso ao conhecimento e de independência em relação ao estigma, ambos entendidos como direitos inalienáveis de qualquer pessoa.

"Não me aceite como eu sou" clama por interações que não estejam marcadas por uma postura passiva diante da síndrome e da seqüela dela decorrente. Ao contrário, requer uma aproximação ativa, de inconformidade com o que foi, em grande parte, culturalmente produzido em torno do "ser deficiente". Diz não à proteção que enclausura! Não à ausência de desafio! "Não me aceite como eu sou: venha mediar aprendizagens que desenvolvam as possibilidades de enfrentamento de meus problemas."

O trabalho buscou, então, romper com a percepção episódica do que se chama excepcionalidade, isto é, da fachada da deficiência. Esta foi compreendida como, primordialmente, produto social, ou seja, algo constituído dentro de determinados parâmetros histórico-culturais. A ressignificação do que se compreendia por deficiência mental, com base nas contradições constitutivas do "quadro da excepcionalidade", visou alcançar uma atuação pedagogicamente voltada para a modificabilidade cognitiva estrutural, ou seja, para a perspectiva de que o sujeito modifica-se, modificando o contexto no qual se insere.

Assim, no final o grupo contou com oito componentes: duas pesquisadoras e seis alunos. Juntos, viveu-se um processo interativo de mediação, uma vez que a modificabilidade ou a aprendizagem acontece, sobretudo, na relação e no encontro dos sujeitos. Por isso, enquanto pesquisadoras, constituiu sujeito da pesquisa, justamente pela necessidade "de o pesquisador ser mais do que observador objetivo (...) e de estar envolvido na vida social do contexto humano que está estudando" (Lebeer, 1994, p. 99).

Realizou-se um trabalho pedagógico orientado pela identificação e discussão exaustiva das principais questões presentes na formação do grupo e das suas respostas em face das diferentes tarefas pedagógicas específicas, ou seja, com o objetivo de localizar o movimento em seus "pontos de virada" ou "rupturas", isto é, nos momentos críticos que evidenciavam a passagem tanto para tarefas mais complexas quanto para momentos diferentes de organização grupal.

A técnica principal de coleta de dados foi a filmagem de 28 das 32 sessões de trabalho pedagógico com o grupo, durante o ano de atividades, perfazendo um total de 49 horas de trabalho registrado em imagens.[3] Da exaustiva observação das fitas foi possível identificar e relacionar as situações com as evidências da modificabilidade pretendida, ou seja, os sinalizadores de mudança que estavam relacionados:

1. Às interações dos membros do grupo:
   a) pelas falas das coordenadoras e dos demais componentes do grupo;
   b) pela observação de ações que explicitavam a adoção de um novo papel/postura ou lugar social no grupo.

---

3. Tais filmagens foram realizadas por Juan José Caruso, da Oficina Pedagógica de Multimídia, do Centro de Ciências da Educação/UFSC.

2. Ao desenvolvimento cognitivo:

a) pelas respostas dos alunos às exigências pedagógicas propostas pelo Programa de Enriquecimento Instrumental;

b) pelas observação de situações em que os alunos extrapolavam os processos mentais desenvolvidos na resolução dos problemas vivenciados no grupo, para outras atividades.

Além das filmagens, considerou-se como registro o planejamento pedagógico elaborado antes de cada sessão, segundo necessidades apresentadas pelo andamento do grupo, tanto no que se refere ao PEI como às outras atividades. Assim, a escolha das atividades não era aleatória. No caso do PEI, eram considerados os objetivos do instrumento em cada página de atividade e a relação com os instrumentos que os antecediam ou sucediam (seguindo orientações do Manual de Aplicação do PEI).

Houve outras fontes de registros escritos. Uma, derivada de reuniões pedagógicas em que se discutia especificamente o andamento do GT Adultos; outra, derivada das supervisões do trabalho com uma psicóloga, e outra, ainda, fruto do trabalho de observação e análise realizada por uma aluna de outra instituição.[4]

Estudando a listagem dos sinalizadores ou evidências, arrolados em função desses registros, foi possível chegar àquilo que mais se aproximava da modificabilidade cognitiva pretendida. Concluiu-se, depois de inúmeros estudos dos registros filmados, que essa forma caracterizava-se por demonstrações de maior autonomia no pensar e no agir, evidenciadas nas ocasiões em que um aluno mediava o outro e se mediava, expressando, com isso, a capacidade de regular a conduta dos outros, bem como a sua própria.

A autonomia manifestada pela conduta particular de cada aluno expressava aquilo que se buscava como desenvolvimento, ou seja, a forma mais desenvolvida de relação entre os sujeitos do grupo, uma

---

4. Ana Paula Batista era aluna do curso de Pedagogia da Universidade Estadual para o Desenvolvimento de Santa Catarina (Udesc).

vez que, para mediar a si e ao outro, é preciso ter havido internalização, ou seja, o uso pessoal e, portanto, autonômo de formas de interação e de processos cognitivos produzidos e produtores *do* e *no* coletivo mediador.

Definiu-se, então, a autonomia como a unidade ou o foco orientador da análise final. Em função disso, retornou-se ao início do processo, analisando novamente o andamento do trabalho, desde as primeiras sessões, com o olhar orientado para a autonomia dos sujeitos expressa de modo objetivo pela conduta de auto-regulação. Com esse retorno, tentou-se seguir a trajetória empreendida pelo grupo, passo a passo, com suas conquistas e seus obstáculos, desenvolvendo-se e modificando-se na conquista de autonomia.

Escolha dos episódios que expressam o percurso do grupo

A escolha de episódios específicos que contêm os sinalizadores de mudanças no comportamento do grupo foi orientada pelos critérios que expressam os mesmos conteúdos ressaltados até aqui: a qualidade de interações dos sujeitos, presente nas atitudes de regulação dos membros do grupo entre si e de auto-regulação, nas situações em que o controle dessa interação deslocava-se das coordenadoras para os demais membros do grupo, bem como de independência para realização das tarefas pedagógias segundo as exigências do programa.

Foram destacados, dessa forma, os sinalizadores ou as evidências da modificabilidade cognitiva em seus pontos de virada/ruptura, que são chamados de sínteses qualitativas. Estas transitaram por etapas que vão de um estado de passividade ou de conformidade com a condição de "portador de deficiência" à segurança e à autoridade de se sentir mediador do outro e de si próprio para interagir e corresponder às demandas pedagógicas. Revelam, então, a autonomia, aqui destacada como unidade de análise. Foram três pontos de virada/ruptura:

1. *Dependência total do grupo* em relação às coordenadoras, revelando que o grupo ainda não se constituíra como tal. A linguagem dos alunos ainda expressava praticamente só o que era percebido sensorialmente. As atividades pe-

dagógicas eram realizadas de forma isolada por parte de cada componente do grupo, à base da percepção episódica, com controle exercido pelas coordenadoras que mediavam o trabalho realizado.

2. *Dependência parcial do grupo* em relação às coordenadoras, revelando o início da constituição do grupo: ganharam destaque as interações/mediações dos membros do grupo entre si tendo como conteúdo aspectos conceituais, como por exemplo: "Quando falo de rosa e azul, falo de cor; quando falo em alto e baixo estou me referindo a quê?". Havia, também, o estabelecimento de relações entre as questões tratadas no grupo que eram associadas a situações do cotidiano, ou seja, com dados da realidade vivida. Há evidências de alterações no nível de exigência dos sujeitos para consigo próprios e em face dos colegas, bem como um movimento de atribuição de possíveis lugares sociais ocupados no grupo.
3. *Autonomia dos membros do grupo* revelando interação/mediação que inclui conteúdos trazidos pelos participantes com extrapolação direta e intensa do que é vivenciado, na equipe, para o cotidiano de suas vidas. Demonstravam, com isso, ter alcançado um patamar qualitativamente superior caracterizado pela autonomia na expressão de idéias, na discussão de pontos de vista e no estabelecimento de acordos/negociação de significados. O grupo passa a evidenciar, também, uma qualidade de interação capaz de comportar a utilização deliberada de estratégias cognitivas na resolução de problemas, no enfrentamento de situações decorrentes de sua história de deficiência.

A seqüência dessas sínteses revela o processo vivido *pelo* e *no* grupo e seu movimento: da dependência externa à autonomia – como forma mais elaborada de posicionar-se diante do e no grupo.

Categorias estudadas

A análise dos dados envolveu a consideração simultânea de categorias relacionadas à *interação* e ao *desenvolvimento cognitivo*, permitindo apreender a dinâmica da organização do grupo, as relações inter e intrapessoais, bem como o desenvolvimento da cognição diante dos exercícios pedagógicos propostos fundamentalmente pelo PEI. A construção das categorias pautou-se em dois dos instrumentos teórico-práticos: nos Critérios de Mediação e na Lista de Funções Cognitivas Deficientes.[5] Tais categorias foram divididas em subcategorias com base na seguinte compreensão relativa aos itens que as compõem:

- *Interação*[6] – com duas subcategorias:

  - *Cooperação* – compreendendo as que garantem a organização de um ambiente interativo, o qual sustenta o processo de modificabilidade.

  São falas, gestos e frases[7] caracterizados por:

  1. Intencionalidade – norteados pelo "Não me aceite como eu sou", indicando: explicitação dos objetivos pretendidos na interação, ou seja, a modificabilidade; reconhecimento dos sucessos da aprendizagem; discussão de idéias relacionadas à modificabilidade, compreensão de que mudar é possível; valorização da participação na proposta pedagógica e da busca de novos rumos.
  2. Reciprocidade – reconhecimento do novo contexto de modificabilidade, de novas aprendizagens, via formulação de questões ou respostas que apontam para o comprometimento do sujeito com a transformação; ressalta-se como importante, da mesma forma, a formulação de questões e respostas menos impulsivas, indicativas da apropriação do sentido da frase "Um momento, deixe-me pensar!".

---

5. Foi incluída nesta categoria uma subcategoria denominada Descontinuidade, elaborada pela pesquisadora.
6. Construídas pelos critérios de mediação de Feuerstein.
7. Cada uma das categorias estará antecipada, sempre, por palavras como gestos, falas, frases, por exemplo, em função do emprego que se fez das categorias na pesquisa.

3. Transcendência – estabelecimento de relações entre a tarefa estudada com outras situações; expressão de vivências e sentimentos relacionados ao objeto de estudo, em foco.
4. Mediação de significados – rompimento com a percepção episódica e imediata, sugerindo: identificação de aspectos cruciais dos objetivos que se pretende alcançar, seja no plano afetivo/social, seja no cognitivo; identificação das ações cognitivas e das estratégias de pensamentos das quais se apropriou como necessárias à resolução dos problemas que se apresentam; identificação dos sentimentos que derivam de seu processo de modificabilidade, do significado e do sentido que tem para si esse processo, ou seja, o sentido pessoal atribuído pelo sujeito; proposição de busca dos significados das informações de acordo com os devidos contextos, forjando a passagem do sensório-perceptivo para o significativo.
5. Competência – valorização da própria participação ou da do grupo; valorização do próprio sucesso ou do grupo; disposição para enfrentar situações novas e complexas.
6. Auto-regulação – planejamento das ações que realiza ou realizará; verificação e avaliação dos resultados da ação; reposicionamento em face de uma situação ou opinião de outros; respeito a posição diferente da sua; controle de sua própria conduta, com redução da impulsividade.
7. Ato de compartilhar – socialização de experiências, conhecimentos e sentimentos; consulta ao grupo antes de tomar decisões; pedido de ajuda/oferecimento de ajuda; solidariedade/empatia/atenção em face do outro.
8. Individualização, diferenciação – busca de espaço no coletivo com aparecimento de soluções diferentes da norma esperada da fórmula prevista e valorização dessa como produto de criação individual – consideração aos diferentes sentidos atribuídos ao assunto, por exemplo.
9. Estabelecimento de objetivos – estabelecimento de objetivos ante a desejos e necessidades de resolução de um

problema; identificação de alternativas viáveis para alcançar os objetivos almejados; persistência em face do alcance dos objetivos; elaboração de estratégias/hipóteses para alcançar objetivos. Esta categoria está associada de maneira bem próxima à auto-regulação.

10. Curiosidade intelectual – proposição de novos temas de estudos; busca de esclarecimentos ou informações mais aprofundadas sobre o tema em questão.
11. Transformação (modificabilidade do sujeito) – percepção de participação maior e melhor no decorrer da intervenção pedagógica; identificação das ações antes não realizadas com estabelecimento de relações de comparação em diferentes momentos do processo de sua transformação.
12. Otimismo – maior segurança em face do grupo e das tarefas.
13. Pertencimento grupal – reconhecimento de diferenças entre os componentes do grupo; identificação de si como parte integrante do grupo – pertença; percepção das próprias opiniões como forma de expressão e constituição do grupo.

- *Descontinuidade* – esta subcategoria é composta de itens construídos com base nas manifestações dos componentes do GT Adultos, indicadoras de dificuldade ou negação explícita à modificabilidade. É caracterizada por frases, gestos, ações e palavras que indicam:

1. Negação verbal à participação – identificação de motivos para não participar (explícitas verbalmente como, por exemplo, "não quero", "não me interessa fazer isso ou aquilo").
2. Negação por gesto/ação à participação – mensagem de negação à participação (como, por exemplo, virar de costas para o grupo).
3. Interrupção da interação – sinalização verbal de "esquecimento", por exemplo.

4. Interrupção da interação, por uso de subterfúgios – utilização de brincadeiras, caçoadas, palavras de ordem como "passa, manda, corta...", interruptoras da atividade.
5. Preconceito quanto à deficiência – explicitação de preconceito por meio de mensagem direta ou pelo uso de metáforas para rotular o outro de deficiente ("é burro, é tolo, não adianta que ele não sabe...").
6. Passividade diante das atividades e do grupo – emissão de resposta passiva às demandas do coletivo (responder por responder, simplesmente um sim ou um não desinteressado, por exemplo).
7. Uso de estereotipias – utilização repetitiva de certa forma de manifestação (risadas, gestos bizarros, palavras, mímica...) que interrompe a fluidez da comunicação no grupo.
8. Intervenção impulsiva ou desconexa – apresentação de respostas às demandas do coletivo, sem qualquer reflexão, fora do assunto em questão.

- *Desenvolvimento Cognitivo* – inclui duas subcategorias de processos cognitivos:[8]

  - *Processos Cognitivos Superiores* – são funções a serem transformadas em processos mentais superiores que sustentam, de forma favorável, a apropriação do conhecimento (a lista, portanto, recebe uma conotação positiva).[9] Nossa adaptação

---

8. Adaptação da lista de Funções Cognitivas Deficientes, elaborada por Feuerstein, conotando-a positivamente.

9. Para exemplificar o que se entende por processos mentais superiores (atividade mediada, indireta, portanto), cita-se uma passagem na qual Carla – componente do GT Adultos –, olhando uma revista, procurava uma figura sem se deter nas folhas que passava, uma a uma. Ao ser questionada sobre o que fazia, responde:

– Carla (CA) – Quero achar uma figura para fazer o trabalho [tal trabalho enfocava o tema Encontro].

– Mediadora (ME) – No que tu estás pensando para localizar a figura?

– CA – Uma figura bonita.

– ME – Bonita em relação a quê?

– CA – Bonita, ora!

mudou a organização temporal da lista, deixando de levar em conta diferentes momentos como *input*, momento de elaboração e de comunicação, como propostos na original, considerando a relação inteira. Falas, em resposta ao proposto pelas atividades pedagógicas, que denotam:

1. Percepção clara do objeto de conhecimento em questão.
2. Investigação ou busca sistemática de informações.
3. Utilização de recursos verbais na resolução de problemas (denominação, conceituação, planejamento oral). Uso de metáforas como auxiliar na comunicação.
4. Emprego de referências quanto à orientação no espaço.
5. Uso de referências quanto aos conceitos temporais (duração, movimento seqüencial).
6. Preservação (constância) dos aspectos essenciais dos dados apreendidos, do conhecimento, da atividade, da tarefa.
7. Exigência de precisão e exatidão das informações apreendidas.
8. Consideração de diversas fontes de informação sobre o objeto de estudo simultaneamente.
9. Elaboração de respostas provisórias (passíveis de ser ressignificadas).
10. Definição do objeto de estudo ou problema a ser resolvido.
11. Determinação do que é mais importante, relevante ao problema.

Foi preciso muito esforço para que Carla realizasse a procura mediada por um critério relacionado ao tema do trabalho realizado pelo grupo, ou seja, que pautasse sua ação motora e sua percepção por processos mentais mais elevados do que aqueles que impressionam diretamente apenas os órgãos dos sentidos, mas que conceito fosse o orientador da atividade, em que a palavra (enquanto signo) seria a reguladora do processo de pensamento.

12. Comparação de objetos, eventos, problemas observados ou vivenciados, identificação de similaridades e diferenças com base em dado critério.
13. Estabelecimento de relações entre conhecimentos, atividades, tarefas e situações (evitar percepção episódica).
14. Busca de evidências lógicas para orientar a resolução de um problema, ou seja, perceber e apontar as que organizam determinado conhecimento.
15. Levantamento de hipóteses para orientar inferências.
16. Uso de estratégias para verificar hipóteses ou elaborar soluções.
17. Definição das referências, do marco que será considerado para resolver um problema, seja teórico, seja prático.
18. Planejamento e replanejamento da "conduta cognitiva"/estratégias de ação/táticas de resolução.
19. Categorização de informações/conhecimento/atividades/tarefas/situações.
20. Integração de dados e informações advindos de diferentes contextos.
21. Projeção de relações virtuais/possíveis.
22. Uso de critérios claros.
23. Antecipação de conclusões, inferências.
24. Atribuição de significados, ressignificação/redefinição.
25. Comunicação/socialização da resposta. Resposta com fluidez e explícita ou pelo uso de metáforas.

- *Funções Cognitivas Deficientes* – utilizou-se, aqui, a lista de Feuerstein acrescida apenas de um item, conotado, também, negativamente: "Resposta mecânica", que se refere à emissão de uma resposta (ainda que provisória), pautada só no dado sensorial e sem atenção "Um momento, deixe-me pensar". A apresentação original desta lista está dividida em três partes, mas sua administração prática também foi adaptada em nosso estudo. Foram categorizadas as falas que, em resposta ao proposto pelas atividades pedagógicas, mostram:

1. Percepção confusa e superficial da realidade.
2. Busca impulsiva de informações, não planejada, não sistemática.
3. Carência ou dificuldade do uso de recursos verbais (linguagem oral).
4. Dificuldade na utilização de referências relacionadas à orientação no espaço.
5. Dificuldade no uso de referências relacionadas aos conceitos temporais.
6. Dificuldade com a preservação (constância) dos aspectos essenciais das informações apreendidas.
7. Ausência da necessidade de precisão e exatidão do uso das informações.
8. Dificuldade em considerar duas ou mais fontes de informação de uma só vez.
9. "Resposta mecânica", sem atenção ao "Um momento, deixe-me pensar" – verbalização, apenas, do que os sentidos informam.
10. Dificuldade para perceber a existência de um problema e defini-lo.
11. Dificuldade em reconhecer os dados relevantes como opostos aos irrelevantes, na definição de um problema.
12. Dificuldade para estabelecer comparações entre as informações, pautando-se em um critério apenas, uma variável singular.
13. Dificuldade em estabelecer relações (percepção episódica).
14. Ausência da necessidade de busca de evidências lógicas que orientem a resolução de um problema.
15. Dificuldade para raciocinar hipoteticamente.
16. Dificuldade em estabelecer estratégias para verificar hipóteses ou em elaborar de soluções.
17. Dificuldade para definir as referências, o marco que será considerado para resolver um problema, seja teórico, seja prático.

18. Dificuldade para planejar as ações ou a "conduta cognitiva"/estratégias de ação/táticas de resolução.
19. Dificuldade em considerar categorias conceituais.
20. Dificuldade para integrar e relativizar dados advindos de diferentes contextos.
21. Dificuldade de projeção de relações virtuais/possíveis.
22. Dificuldade para pensar utilizando critérios claros.
23. Preponderância de resposta por ensaio e erro.
24. Dificuldade relativa à atribuição de significados ou de ressignificar o conhecimento.
25. Uso de uma modalidade egocêntrica ou impulsiva, sem precisão na comunicação das respostas.

Capítulo 4

Fica decretado que todos os dias da semana
inclusive as terças-feiras mais cinzentas,
têm direito a converter-se em manhãs de domingo.

(THIAGO DE MELLO)

Passo, agora, a descrever, analisar e interpretar as ações pedagógicas realizadas com o GT Adultos. Mostro, também, como e por que entendo que modificar foi possível analisando as diferentes sínteses qualitativas, as quais considero reveladoras do movimento do qual resultaram novas trajetórias de vida a esses sujeitos.

Uma história na qual modificar foi possível

Esta é a história de um grupo de trabalho composto por oito pessoas. É o relato de uma trajetória de quem se propôs a se modificar. É possível dizer, hoje, que nesse coletivo trabalharam-se medos, preconceitos e cargas pesadas decorrentes de uma herança marginalizadora da chamada deficiência mental. Buscou-se a mudança com e do próprio "deficiente", que materializa o legado de sua condição, em uma sociedade que estigmatiza quem é diferente, na escola ou fora dela. Procurou-se, também, a modificação dos profissionais, coordenadores do grupo.

Se foi difícil para as pessoas com história de deficiência desafiar o preconceito de que deficiente "não pode", reconheça-se, foi dificílimo para as duas coordenadoras do grupo garantir um espaço interativo que assegurasse a todos e a cada um a convicção de que o "deficiente" pode, que é capaz. A reciprocidade do grupo para acolher as atividades propostas foi, sem dúvida, fator importante para diminuir a ansiedade gerada pelo empreendimento.

Da mesma forma, a supervisão de uma psicóloga, no sentido de possibilitar às coordenadoras a compreensão das relações entre os diferentes lugares sociais, a percepção das alianças firmadas, o reconhecimento dos sentimentos que permeavam as formas de comunicação e a caminhada do grupo, às vezes para a frente, às vezes para trás, também foi de grande importância para o bom andamento do trabalho.[1]

O relato da história do grupo todo será feito mediante seus episódios mais significativos. Para isso, obedecer-se-á à mesma seqüência do trabalho pedagógico do coletivo – GT Adultos.

Os primeiros encontros mostraram um quadro no qual os alunos se apresentavam de uma forma que revelavam de si, freqüentemente, apenas a face de "portadores de deficiência". Embora todos já tivessem participado de trabalhos segundo a metodologia feuersteniana, ainda carregavam as marcas de suas histórias. O desafio nessa nova etapa de trabalho era, justamente, o enfrentamento dessa questão.

Nesse início, como se poderá ver, houve um acentuado predomínio de intervenções das coordenadoras, e os alunos manifestavam, ainda, muita dependência do "comando" dessas para a realização das atividades coletivas. Cada componente do grupo relacionava-se com os demais, praticamente, por meio das coordenadoras – necessitando de muita ajuda para realizar o que era proposto em termos de atividades. Isso apareceu tanto nos exercícios específicos do PEI quanto em outras experiências mediadas. Essa dependência surgiu, por exemplo, nas atividades que envolveram o estabelecimento de regras de funcionamento do grupo. Ela apareceu após um pequeno impasse em um dos encontros do grupo, em razão de algumas pessoas conversarem simultaneamente entre si. O estabelecimento de regras para o grupo não pareceu, nesse momento, vir da deliberação madura do coletivo para regular seu andamento, mas da necessidade de ter algo "externo" que ajustasse o andamento dos trabalhos. Alguma coisa que representasse autoridade, que se responsabilizasse por um processo para o qual eles,

---

1. A psicóloga que prestou esta supervisão foi Maria Cristina Vignoli, professora do curso de Psicologia da UFSC.

ainda, sentiam-se incapazes. Esse sentido de autoridade necessária foi manifestado de maneira bem explícita pela observação de um dos componentes do grupo ao dizer que "é por respeito" que tem de ter regras.

Os componentes do grupo pareciam refratários ao que era proposto, manifestando-se por meio de certas estereotipias, como frases prontas copiadas de modelos adultos próximos, risadas em momentos inapropriados, dificuldades de estabelecer relações do que se falava ou trabalhava com as vivências em suas famílias, na escola, enfim, em outros grupos.

Outro dado que chamou a atenção, nesse começo, e caracterizava as intervenções dos alunos era a falta de informações básicas, como o nome de animais domésticos (por exemplo: troca do nome burro por bezerro), associada à percepção episódica e à permanência somente no que os sentidos informavam.

Por meio das atividades começou-se a enriquecer o vocabulário dos componentes do grupo, verbalizando sempre, por exemplo, os processos mentais que permeavam tais atividades (observar, inferir, levantar hipóteses, comparar...). Primeiramente, colocou-se o termo num contexto frasal. Depois, utilizou-se um sinônimo ou se deu explicação sobre seu significado. Não foi feito nenhum trabalho introdutório para o uso do léxico específico. A sua apropriação foi acontecendo pela atividade coletiva; assim, ao se falar em inferência, já se colocava numa situação prática a utilização do termo.

Considerou-se muito importante que a linguagem das coordenadoras contivesse, desde o primeiro momento, relações lingüísticas elevadas. Não se queria somente descrever o observado ou traduzir em palavras as associações simples proporcionadas pelo exercício sensório-perceptivo, pela identificação e a nomeação. A linguagem deveria constituir modelo e referência, enquanto expressão e fundamento de atividade psicológica superior – repleta de signos que conferem ao dado empírico uma interpretação que vai além do que os sentidos podem apreender. Enquanto fundamento, a linguagem fez parte dos recursos que pretenderam romper com a percepção episódica da realidade. Assim, uma opinião de um aluno, que poderia passar despercebida, porque talvez fosse inadequada, transformou-se em hipótese, em tentativa de resposta, ainda provisória, ou em outra possibilidade de entendimento sobre o que se falava.

"Um pé de árvore de milho": primeiro episódio

A seguir, apresenta-se o contexto em que praticamente se iniciou o movimento de interação no GT Adultos, pelas atividades realizadas durante a segunda sessão de trabalhos. Nesse dia, a atividade centrou-se sobre uma das páginas do instrumento Ilustrações – PEI I (Figura 4.1). O trabalho com a página 2 desse instrumento tem por objetivo discutir como a cooperação é central na resolução de problemas de interesse comum.

A principal razão que levou à escolha dessa página do PEI foi a possibilidade oferecida pela situação em que se envolvem os animais protagonistas: negociação diante de um conflito; tomada de decisão em virtude do objetivo perseguido, de cooperação e de busca de alternativas para a resolução de um problema. Além disso, a situação apresenta indícios que ganham um sentido particular com base em cada ponto da seqüência dos quadros. A corda, por exemplo, é indício de conflito nos primeiros quadros e de ação conjunta nos dois últimos.

Do ponto de vista do planejamento da análise dessa página (mapa cognitivo), ela requer, enquanto tarefa, além da observação sistemática de cena a cena, o estabelecimento de relações entre essas cenas, de maneira que o primeiro quadro só pode realmente ser definido ou redefinido após a compreensão da história toda. É preciso considerar referenciais de tempo (do desenrolar da situação) e trabalhar com duas fontes de informação simultaneamente (a corda e o milharal, por exemplo), entre outras. O nível de abstração e complexidade é considerado baixo. O conteúdo centra-se no estabelecimento de relações com base em uma situação apresentada por meio de uma modalidade pictórica e simbólica. As falas que seguem podem ajudar a demonstrar como, na prática, o trabalho desenvolveu-se. Antes, duas observações: os nomes dos membros do grupo foram substituídos por abreviaturas para identificar suas falas, e os trechos pouco significativos foram retirados e substituídos por reticências entre parênteses.

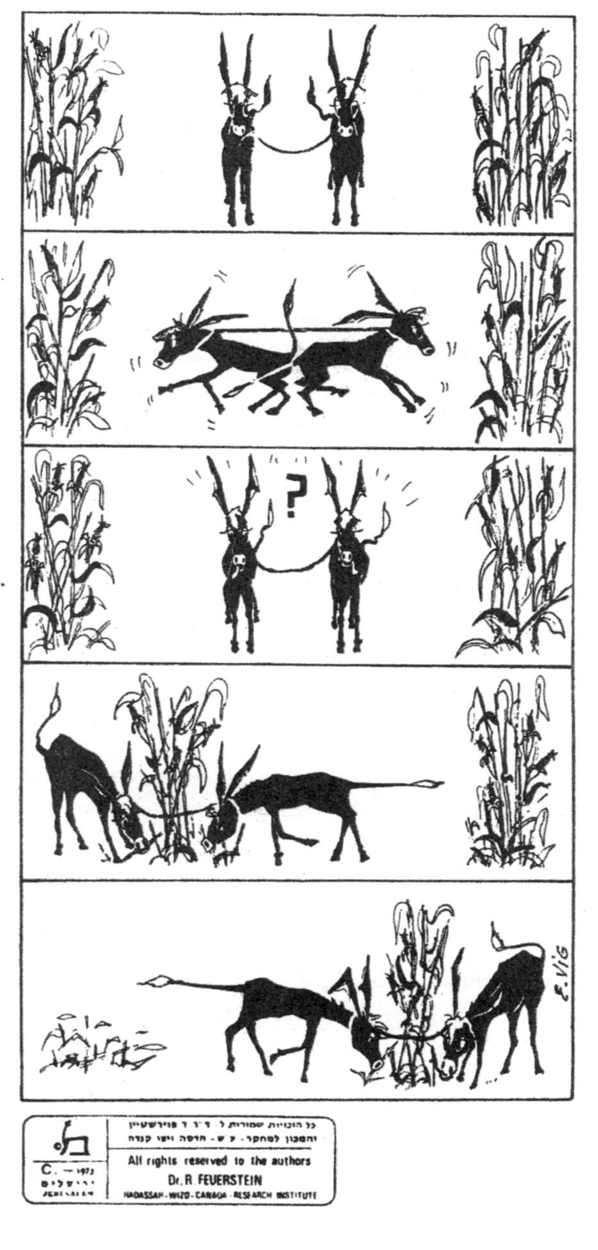

Figura 4.1. *Reprodução da p. 2, Instrumento Ilustrações* – PEI I, (autorizada por R. Feuerstein).

Episódio I

Presenças: Mauro (Ma), Leandro (Le), Bento (Be), Carla (Ca), Celso (Ce), Júlia (Jú), e as mediadoras (Med) Maria Helena e Sílvia.

Para iniciar, uma das coordenadoras/mediadoras apresenta a folha ao grupo e fala sobre o material a ser utilizado, bem como sobre as atividades a serem desenvolvidas:

1 – *Med – Vamos trabalhar da mesma forma que vocês já trabalharam... Com esta folha... este material didático, material de ensino que vem de Israel, vocês já conhecem... O procedimento vai ser o seguinte, vamos observar o que tem aqui, apenas observar e depois nós vamos trabalhar em cima de algumas hipóteses, de algumas conclusões. Vamos tentar fazer algumas relações das coisas que a gente está vendo aqui, com a nossa vida, com as coisas aqui do grupo...*

(...)

2 – Ma – *Ah... o que eu iria falar não entra na mente dele.* [Fala que se caracteriza como sussurro.][2]

3 – *Med – Por que será que o que Ma ia falar não entra na mente do Bento? Como é isto?*

4 – *Le – O que ele disse?*

5 – *Med – Tem outra mensagem... A propósito, a gente trouxe para o trabalho hoje algo que tem a ver mais ou menos, com isto que a gente está conversando. Parece uma coisa, mas quer dizer outra. Tem um "significado simbólico". Vamos ver, também, que relação tem este significado com as coisas que estamos trabalhando aqui e com outras coisas fora daqui. Vamos distribuir as folhas* [faz gesto circular iniciando pela sua esquerda, apontando para o grupo]. *Pega uma e passa. Então, a primeira atividade... Carla, pega uma folha e passa o resto do bloco.* [Isto porque Carla retirou uma folha passando-a para o colega da direita, permanecendo com o bloco.]

6 – *Ca – Ah! Tá!*

7 – *Le* – [Risadas]

---

2. O que está entre colchetes consiste em explicação sobre o contexto ou outra informação julgada importante pela pesquisadora.

8 – *Med – Agora passa adiante.* [Carla persiste confusa – grupo espera.] *Carla, cada um tira sua folha, tu pegas uma para ti e passas (o bloco) para os outros pegarem.* [Mediadora presta ajuda direta, movimentando o bloco para a esquerda de Carla.] *A primeira atividade é a seguinte: Fazer uma observação desta história, a começar pelo primeiro quadrinho (...). O que tem aqui no primeiro quadrinho? Só o primeiro quadro.*

9 – *Be – Dois burrinhos.*

10 – *Cel – Dois burrinhos e a arvrinha e a arve.*

11 – *Med – Dois burrinhos e a árvore. Que tipo de "árvore" é esta?*

12 – *Be – Cana-de-açúcar.*

13 – *Cel – Cana-de-açúcar.*

14 – *Med – Isto é uma hipótese, agora, o que é que combina mais com os animais que estão aqui?*

15 – *Be – Milho.*

16 – *Cel – Milho.*

17 – *Ca – Milho.*

18 – *Med – Por que, Carla?*

19 – *Ca – Porque tem isto aqui* [aponta para o caule].

20 – *Med – Isto é o quê?*

21 – *Ca – Árvore de milho.*

22 – *Cel – Milho, isto aqui é um pé de árvore de milho e os dois bezerros.*

23 – *Ca – Bezerro?*

24 – *Le – Isto aqui não é vaca, não, Celso.*

25 – *Cel – Cavalo.*

26 – *Med – Por que não é vaca?*

27 – *Cel – Porque não tem galho.*

28 – *Med – Mauro, o Mauro quer falar.*

29 – *Ma –* [Fala muito baixo.]

30 – *Ca – Posso repetir o que ele falou?* [Depois da aprovação repete]: *Casal de burros.*

31 – *Med – Que indícios tem aqui que faz vocês pensarem que é um casal de burros?*

32 – *Be – Corda amarrada.*

33 – *Le – Chifre.*

34 – *Ma – Duas orelhas.*

35 – *Med – O que se pode pensar a partir deste primeiro quadro?*

36 – *Ca – Que os dois burros estão namorando.*

37 – Med – Será que é? Eu acho que (...) é uma hipótese. Vamos ver se esta idéia, se esta hipótese da Carla fica confirmada nos outros quadros. A hipótese é que um é macho e o outro é fêmea. Outra hipótese... Bento.

38 – Be – Passa.

39 – Med – Que outra coisa, Leandro, que hipótese tu tens sobre esta mesma situação? Vais fazer uma hipótese...: eu imagino que...

40 – Le – Que eles estão tentando se soltar.

41 – Med – Por que eles estão querendo se soltar? Qual é a tua hipótese?

42 – Jú – Estão querendo se soltar para comer o milho. Tão correndo junto, se soltar para um lado e outro para comer o milho.

(...)

43 – Med – Tu achas que estão correndo? Tem alguma coisa aqui que te diz que eles estão correndo? Que indícios há? Tu te baseaste em que para dizer isso? Qual foi o indício, qual é a dica que tem no primeiro quadro que te faz pensar isso?

(...)

44 – Jú – Pra mim estão andando, um em uma direção e o outro noutra, para poder se soltar e não acho que eles estão namorando.

Inicialmente, a seqüência do trabalho incluiu a observação de cada quadro da história e a descrição da realidade impressa naquele contexto. Após essa etapa, o trabalho centrou-se na interpretação da história à luz de alguns indícios e, com base nisso, o estabelecimento de relações entre seu conteúdo e a vida em geral, ou seja: o que vejo, o que é possível pensar sobre aquilo que observo; que relações e inferências levam-me à apreensão de seu significado; que sentidos são produzidos, que relações existem entre isso que apreendi e o viver dos homens, em sua "vida privada", na sociedade toda, na história, na política...

Com base nas duas hipóteses que foram levantadas sobre a situação observada (a de que os animais estão tentando comer o milho e a de que estão namorando), tentou-se ver, em todos os quadros, o significado dos indícios e das ações que se sucediam. Ao se discutir a segunda hipótese, Carla parece ter feito uma transposição mecânica de suas experiências prévias (turno 36 anterior), diante de um indício – a posição dos animais, que podia lembrar acasalamento por estarem com os traseiros mais ou menos próximos. Talvez tenha feito uma associação simples e direta do observado de maneira confusa e superficial. Não chegou a verificar outras fontes de informação, apenas retirou os animais do contexto da relação em que se inseriam. Sua percepção parecia ter-se agravado por uma conduta perseverativa que manteve a sua idéia até o final da atividade, apesar de os colegas terem feito e defendido outra leitura da história.

As mediações das coordenadoras, por sua vez, orientavam-se no sentido de conotar positivamente aquilo que os componentes do grupo manifestavam, com o intuito de garantir, com isso, a mediação que Feuerstein chama de intencionalidade, ou seja, transmitir, na relação com outra pessoa, a aposta na possibilidade de que se pode interagir com os demais sem ser pelas marcas da deficiência. Com isso a mensagem comunicada era a da dinâmica da transformação. O que organizava a interação era a disposição do professor em acreditar na necessidade de mediar o vir-a-ser, acreditando na mudança do grupo de alunos e na sua própria possibilidade de participar desse processo, no qual "o intencional é a necessidade de mediar" e de mediar-se, destacando-se aí o caráter de mediação deliberada.

Nesse caso, diante do fato lastimável das respostas impulsivas (2, 3, 7, 9 e 10) comuns à pessoa com história de deficiência, visto a tendência a assumir um papel de "quem não pensa não sabe, não pode", trabalhou-se com a atenção mediada, por exemplo, com a seleção de dados relevantes, com o estabelecimento de conceitos para ancorar respostas na realidade observada e interpretada, uma vez que tentavam "adivinhar", falar sem pensar, responder por ensaio e erro – concretizando o legado do papel de deficiente. Daí a importância pedagógica do "Um momento, deixe-me pensar".

Com as diferentes hipóteses que surgiram nesse dia, trabalhou-se com base em pensamentos divergentes. Isso para colocar em prática um dos Critérios de Mediação: o da importância de referendar seu saber no grupo, mas de individualizar-se. Daí cada opinião ser valorizada como hipótese como possibilidade de significado. Mediou-se, também, a flexibilidade de alternativas, a não-aceitação passiva do proposto e a possibilidade das diferentes e prováveis formas inferidas de resolução para o "conflito da história". Propositalmente, enfatizava-se o uso de palavras como: alternativas, comparação, ação conjunta, cooperação, trabalho em grupo, pelos motivos já ressaltados anteriormente.

A exigência de análise das falas e de compreensão do que é expresso em palavras demanda do "deficiente" outra postura: "Digo isso em função de tal coisa e não respondo simplesmente porque é para responder". Mediações como essa estão impregnadas do que Feuerstein chama de "Não me aceite como eu sou". No caso, isso quer dizer: "Ajude-me a dar outras respostas, e não essas mecânicas e impensadamente dadas; posso responder de forma inteligente, mas, para isso, preciso de mediação para sair desse 'estado de deficiência'; exige que eu pense por relações, que eu rompa com o episódico e com o imediato; permite que meu pensamento se solte por aí e saia apropriando-se do conhecimento que eu também produzi" (uma vez que o conhecimento é produto da relação de todos os homens...).

Após a análise verbal da folha do instrumento Ilustrações (a dos animais), as relações estabelecidas nesse exercício foram extrapoladas para o cotidiano, para as experiências da vida diária, com o intuito de ampliar o campo mental e apropriar-se da possibilidade de estender o exercício com processos cognitivos superiores a todas as vivências. É importante mediar a consciência de que uma experiência com certeza fará parte de outras experiências, e quando é mediada não se limita ao imediato, mas transcende o momento, vai além do que se percebe porque cria uma forma de antecipação, de busca e de necessidade de informação contínua.

Como exemplo dessa extrapolação cita-se o fato que para a pergunta de uma das mediadoras: "Em alguma situação da vida, vocês já passaram por alguma situação parecida com essa?", Carla, empregando muito apropriadamente uma das novas palavras usadas, afirma: "Na minha hipótese, eu não!".

A todo o momento, tentou-se mediar pelos questionamentos, expondo dúvidas e, sobretudo, tentando servir de ponte para a interação por cooperação que, nesse começo, não era algo que organizasse, realmente, o grupo. Nem todas as situações foram aproveitadas como momentos de mediação, e nem todas as tentativas de mediação promoveram o exercício dos processos superiores. Às vezes, limitou-se, apenas, a assinalar algo ou tecer algum comentário. Vivendo e aprendendo!

Quanto à organização grupal, na categoria Interação, verificou-se que a maioria das intervenções dos alunos relacionou à subcategoria Cooperação e poucos itens caracterizaram a subcategoria Descontinuidade. Na primeira, o item Reciprocidade prevalece entre os alunos, seguido de busca de significado e compartilhar. A segunda está marcada pela presença de preconceito em relação à deficiência (2);

intervenções impulsivas, desconexas (22, 33 e 34); uso de subterfúgios para "fugir do trabalho grupal" (38); presença de conduta estereotipada e passividade (7).

As intervenções das mediadoras, quanto à categoria Interação, objetivaram a busca do significado, ou seja, o rompimento com a percepção episódica da realidade e com o imediatismo para chegar aos significados e sentidos dos objetos de conhecimento enfocados. A curiosidade intelectual também recebeu destaque como conteúdo de mediação, objetivando busca ou aprofundamento de informações sobre os temas tratados. A intencionalidade, pela aproximação ativa; o compartilhar pela criação de oportunidade de colaboração, da escuta do outro; o pertencimento grupal e a individualização também se fizeram presentes nas mediações, embora em menor intensidade.

Observou-se, quanto à categoria Desenvolvimento Cognitivo, que menos da metade das respostas dos alunos correspondeu à subcategoria Processos Cognitivos Superiores, ainda que nela tenham aparecido manifestações que revelam tentativas de evitar a percepção episódica e o imediatismo. Embora não sejam elas as formas predominantes a organizar o trabalho pedagógico, constata-se, por exemplo, uma intervenção caracterizada pela tentativa de levantamento de hipóteses (quando Leandro diz que os animais estão tentando se soltar, no turno 40), uma relativa à busca de informações (32) e outra como tentativa de utilização de recursos verbais para apontar um problema (2) etc.

Neste episódio, a forma predominante de atividade cognitiva aparece relacionada às Funções Cognitivas Deficientes, em que onze das dezesseis falas dos alunos correspondem ao item "Resposta mecânica", ou seja, falas que não atendem ao lema do PEI, "Um momento, deixe-me pensar".

As intervenções das mediadoras relacionadas à categoria Desenvolvimento Cognitivo tinham como objetivos para os Processos Cognitivos Superiores a atribuição de significado (1, 3 e 18), o exercício da percepção clara e precisa do objeto de estudo (8, 10, 20 e 26), sua definição (5), o estabelecimento de hipóteses para orientar inferências (14), o pensar mediante um critério (31) e o exercício com respostas provisórias como forma de controlar a impulsividade e a resposta por ensaio e erro (39 e 41).

Por outro lado, a análise isolada da categoria Interação pode levar a pensar que o predomínio do item Reciprocidade (na subcategoria Cooperação) seja um indício de Interação indicando organização ou coesão grupal. No entanto, o que parece ter havido é uma grande incidência de simples respostas a uma demanda do contexto. Essa inferência se apóia na análise comparativa feita entre as categorias Interação e Desenvolvimento Cognitivo, que aponta, como exposto anteriormente, um grande número de intervenções relacionadas à Cooperação, mas tem como correspondente, respectivamente, e em relação à categoria paralela (Desenvolvimento Cognitivo), inúmeras respostas em Funções Cognitivas Deficientes. Assim, em vez de uma Interação marcada realmente por Cooperação, levantam-se hipóteses sobre a possibilidade de que essa correlação revele os condicionamentos próprios do responder sem pensar, indicando a fragilidade da relação, quanto ao que Feuerstein considera Interação referente às Experiências de Aprendizagem Mediada (aquelas mediadoras dos Processos Cognitivos Superiores).

O predomínio das intervenções das mediadoras voltado ao objetivo – significado – parece ser resultado da detecção de tal fato. As mediações orientam-se, no caso, por uma tentativa intencional de rompimento com o episódico e com as respostas marcadas pelo imediatismo derivado dos condicionamentos de grande parte dos programas educacionais da chamada educação especial.

A resposta dos alunos a essas mediações parece indicar um movimento importante: o de um início de apropriação de outras formas de relação com os demais, marcadas não só pelo condicionamento de quem "simplesmente responde por responder". Isto se evidencia na análise das respostas, da subcategoria Cooperação do Episódio I, em que é possível perceber que, uma vez utilizada pelo coletivo determinada mediação realizada pelas coordenadoras, após algumas intervenções, ela passa a ser incorporada pelos alunos que a usam em uma ou outra situação. Veja-se o caso de Carla e Leandro, que passam a caracterizar suas intervenções pela busca do significado (23 e 24), após ele ter sido mediado pelas coordenadoras (1, 3, 14 e 18).

Três meses depois: segundo episódio

Era mês de junho. Nesse período estava realizando-se a primeira reunião coletiva de pais e outros familiares, sendo a preparação para tal encontro um momento marcante na vida do grupo. Os alunos manifestavam uma disponibilidade de participação mais intensa em todas as atividades e, para essa reunião, envolveram-se em preparar a pauta; decidir sobre que assuntos era possível conversar – o que era matéria sigilosa ou não; elaborar e distribuir convites para a reunião; estudar a forma de distribuir as cadeiras na sala; marcar a hora de começar e terminar; decidir sobre qual seria a responsabilidade de cada um, apresentar uns pais aos outros, falar sobre o andamento do trabalho, sobre as conquistas, as dificuldades, os planos de sua continuidade.

Como resultado, a reunião revelou os dois lados com os quais se estava convivendo: a luta para deixar de ser "deficiente" e a dificuldade para fazê-lo. Assim, compreendeu-se por que um dos componentes do grupo passou a reunião toda de cabeça baixa, apoiada nas mãos sobre a carteira, negando-se a se responsabilizar pela parte que lhe cabia; outro se manteve parado, inativo, dizendo não lembrar o que era para fazer, enquanto outros cumpriram com os compromissos assumidos.

A sessão de trabalho posterior a essa reunião com as famílias foi repleta de retornos positivos. Todos sentiam necessidade de falar sobre o acontecido. Um dizendo que tinha falado demais porque estava muito feliz; outro contando que os pais haviam gostado tanto da reunião que disseram ter pensado, com esse tipo de trabalho, na possibilidade de que os filhos pudessem profissionalizar-se. Mesmo os que, na reunião, precisaram se mostrar "deficientes", teceram elogios a ela, lembrando detalhes específicos acontecidos. Apenas um mostrou-se descontente. Uma das pessoas propôs, inclusive, que se trouxessem, para a reunião seguinte, alguns comes e bebes. Dadas as análises, foi possível compreender que o desempenhar-se como adulto capaz de assumir responsabilidades havia mobilizado o grupo.

Esse desempenho aparecia, também, na relação entre os pares, quando, durante alguma atividade pedagógica específica, suas tentativas de mediação resultavam fracassadas, por não obedecerem à combinação feita no grupo de que mediar não é dar a resposta, mas ajudar a pensar. De outros vinham mediações com características parecidas com as das coordenadoras, seguindo os passos que se utilizam: observação da aparência, busca do que sustenta a significação do que se observa, ressignificação ou releitura da aparência. No entanto, as vivências e as aprendizagens empurravam sobejamente o desenvolvimento do grupo. O encontro descrito a seguir traz indícios importantes dessa modificabilidade.

Em determinado dia, ao chegarem à sala de trabalho, os integrantes do grupo começaram a falar sobre assuntos diversos e foram interrompidos por um colega (Bento), que disse: "Vamos ao mais importante", apontando para a pasta dos Instrumentos (PEI) que ele próprio já havia distribuído por haver chegado mais cedo. As coordenadoras assinalaram que os Instrumentos são importantes, assim como outras atividades que são realizadas, e solicitaram que alguém explicasse a Bento e também a Carla, que haviam faltado à sessão anterior, o que se estava trabalhando. Como a resposta não foi imediata, o próprio Bento iniciou a leitura da consigna da p. 4 do Instrumento Comparações (Figura 4.2), permitindo-se, ao ler, fazer brincadeiras por meio de trocadilho de palavras – mantinha o conceito, mas trocava o nome, uma vez que o exercício tratava de comparar o significado de palavras escritas aos pares. Por exemplo, para o par – piscina e mar –, dizia Baleia Azul (nome de uma escola de natação em Florianópolis) e mar.

O objetivo do trabalho em tal página resume-se em comparar, estabelecendo relações de semelhanças e diferenças, verbalizando, com precisão, o atributo comparado. O planejamento para as mediações segundo o mapa cognitivo ou carta cognitiva se fez considerando o conteúdo que trata de comparações entre objetos familiares, figuras e até conceitos que estão apresentados de diferentes formas: figurativa, pictórica e verbal. Considerou-se alto o nível de complexidade exigida e de abstração, uma vez que se exigia precisão dos atributos que comparam conceitos, de maneira verbal. O exercício visa comparar, estabelecendo relações e verbalizando da forma mais precisa possível o atributo comparado.

Para o par que solicita a comparação entre as palavras feio e mau, propositalmente, não se ateve ao ato de comparar ao significado, e trabalhou-se no sentido de deixar claro que também se podem comparar palavras ou qualquer outra coisa por mais de um critério. No caso, olhar a palavra, subtrair seu significado e trabalhar somente com o critério da grafia.

O exercício é feito da seguinte forma:

Leite
Sal

Sol
Lâmpada

Feio
Mau

Jornal
Revista

Piscina
Mar

Lago
Rio

Pai
Mãe

Figura 4.2 *Reprodução da p. 4, Instrumento Comparações* – PEI I *(autorizado por R. Feuerstein).*

Episódio II

Presenças: Mauro, Celso; Carla; Bento; Júlia; Leandro; Maria Helena; Sílvia.

(...)

1 – *Med – O que é grafia?*

2 – *Ma – É o jogo de letras.*

3 – *Med – Isso. Olha o que o Mauro disse: é o jogo de letras. Então nós vamos comparar as letras, as combinações de letras aí, na escrita das palavras. (...)*

4 – *Med – O que tu escreveste, Celso?*

5 – *Cel – Le... tras... tra.* [É ajudado pelos colegas.]

6 – *Ca – Posso falar alguma coisa?*

(...)

7 – *Ca – O que o pessoal lá da minha igreja acha feio é fazer amor.*

8 – *Med – Nós não estamos trabalhando o sentido, a significação.*

9 – *Ca – Só tô falando! (...)*

10 – *Ma – Se você vai escrever uma palavra...* [Mauro fala baixo e a Med repete para o grupo]: *Se for escrever mal com "l" e mau com "u" o que tu fizeste? Mudaste as letras, mudaste a combinação das letras, o jogo das letras entre si.*

11 – *Be – Então, então vai ficar sem nada aqui?* [Aponta o espaço na folha destinado à escrita do produto da comparação.]

12 – *Med – Eu acho que não pode ficar sem nada aí, alguém quer ajudar? O Celso já leu o que ele escreveu!*

13 – *Be – A nova professora não vai dizer nada, a nova professora?*

14 – *Med – Quem é a nova professora?*

15 – *Ca – A do Aplicação?*

16 – *Be – Ô, aqui dentro.*

17 – *Ju –* [Sorri].

18 – *Med – Não tem nem uma nova professora!*

19 – *Ju – Eu, eu.*

(...)

20 – *Le – Oh! Carla, se a Júlia me chamasse de feio, qual é a primeira letra do alfabeto?*

21 – *Med – Da palavra.*

22 – *Ca – Fe.*

23 – *Cel – Fe, fe di... efe de família.*

24 – Le – [Ri] *Ela pegou o espírito da coisa.*

25 – Ju – *Jóia, se eu falar... Carla, se agora eu falar a palavra mãe, qual a primeira letra que eu tô falando?*

26 – Ca – *Ma.*

27 – Ju – *O 'eme'. Então, bota só o 'eme'.*

28 – Med – *É o 'eme'. Mauro... Desculpa, Bento...*

29 – Ca – *Tá trocando as bolas, Sílvia?*

(...)

No episódio anterior é possível verificar que a modificabilidade se expressa de diferentes formas: para Mauro, pelo fato de poder responder utilizando o conhecimento que possui, sem precisar apresentar-se como aquela pessoa que, em razão de um acidente, é deficiente físico e "deficiente da memória". Para Celso, em repetir somente ao ser solicitado, pois a ecolalia, ainda que presente, já começa a diminuir. Ousa-se levantar uma hipótese de que a repetição de Celso, agora, comece a ser utilizada enquanto instrumento para a organização do pensar. Uma situação que nos permite levantar essa hipótese foi observada nesse encontro do grupo, logo após o episódio aqui apresentado, no qual Celso, diante de um par de palavras a ser comparado (jornal e revista), após repeti-las, conclui: para ler. Em dado momento, Carla, em vez de se deter na grafia da palavra, conforme havia sido combinado, fala no sentido da palavra, dizendo que para o pessoal de sua igreja "feio é fazer amor" (turno 7). Chama-se a atenção para o fato de que se está analisando a grafia (8), e Carla posiciona-se firmemente (inclusive alterando o tom de voz): "Só tô falando!" (9). Entendeu-se com isso que, talvez devido à passividade e à subserviência de Carla, comece a se impor um processo de individualização que lhe permite a defesa de seu ponto de vista. É bem possível que esteja fazendo isso apenas no contexto desse coletivo, amparado por ele, mas sua modificabilidade talvez comece a se concretizar em outros lugares.

Identificou-se, nesse encontro, algo que vinha aparecendo no grupo: a atribuição de lugares sociais, quando Bento se refere a uma nova colega como uma nova professora. Na tentativa de não valorizar tal atitude, a mediadora diz que não há nova professora no grupo (18), mas Júlia, sorrindo, assume o papel a ela conferido e diz: "Eu, eu...".

Ao final deste episódio, a reciprocidade nas interações modifica-se. É possível destacar outras características importantes nessa dinâmica: a ajuda mútua (10, 20, 23 e 25) e o otimismo com a possibilidade de sucesso do colega (24), do outro, do companheiro que compartilha a aventura de modificar, de se transformar, transformando. Deve-se ressaltar, também, que a relação com as coordenadoras já não se restringe a tê-las como auxiliares na relação com os demais, mas sim como membro reconhecido do grupo e, logo, alvo direto de críticas (29).

Quanto às Interações é possível dizer na análise do Episódio II que, numericamente, quase um terço das interações que o constituem caracteriza-se pela Descontinuidade, ou seja, por manifestações que constituem indicadores da dificuldade ou da negação explícita à modificabilidade.

Constata-se, também, que o item reciprocidade ainda caracteriza grande parte das falas (2, 5, 6, 22, 26 e 28). Ao lado disso, e apesar de ter aparecido em maior escala no Episódio I, a reciprocidade começa a ceder espaço para outras formas de interagir. O compartilhar opiniões e algumas formas de resolver uma questão (4, 10, 20, 23 e 25), a auto-regulação ou a regulação do outro (11, 27 e 29), a competência exibida por um colega quando interfere no trabalho de outro ou exige algo do grupo para terminar sua tarefa (24), estão presentes e parecem indicar um movimento de modificabilidade nas interações do coletivo GT Adultos.

Esses últimos dados talvez ajudem a compreender por que as características de Descontinuidade cresceram em relação ao primeiro episódio. Parece que o uso de subterfúgios (13 e 16), bem como de respostas impulsivas e desconexas (5, 15 e 26) que tenderam a impedir o andamento ou o aprofundamento de algumas questões tratadas, indica a grande dificuldade do que significa modificar.

Observa-se, quanto ao Desenvolvimento Cognitivo, o predomínio da atividade que envolve os Processos Superiores – mais da metade das intervenções desse episódio – em relação às Funções Cognitivas Deficientes. No que se resfere aos primeiros, observaram-se respostas bastante adequadas às demandas da atividade, cujo objetivo era realmente a expressão verbal em torno do atributo-base da comparação. Itens como fluidez na comunicação, necessidade expressa de exatidão na comunicação da resposta; adequação de vocabulário ao significado do que era comparado fizeram-se aí presentes – ao lado da própria comparação e da presença de metáforas na comunicação (10, 24 e 29).

Quanto às Funções Cognitivas Deficientes, há o quase desaparecimento da intervenção por "Resposta mecânica", mas observam-se, ainda, dificuldades de utilização precisa de informações para gerar outras informações (22), comunicação egocêntrica (19) e preservação de constância do que se observa, estuda (7).

Os objetivos das intervenções das mediadoras referentes à categoria Interação estiveram voltados para a apreensão do significado (1); para o reconhecimento da competência e da capacidade de prosseguir (3); para o compartilhamento de processos cognitivos (12); e para a auto-regulação (18). Nota-se, como foi ressaltado anteriormente, que um dos itens de mediação das próprias coordenadoras revelou uma intervenção marcada pela Descontinuidade (14), o que parece indicar que elas começam a fazer parte do coletivo como seu membro orgânico.

Em relação aos processos cognitivos, as coordenadoras objetivaram mediar atribuições de significado, ainda que provisórios (no sentido da ressignificação posterior), e evidenciar a necessidade de precisão na compreensão do que se estuda, bem como aumentar o nível de exigência quanto às relações entre as informações (18) e na definição do que se tem como tema (8 e 12).

Desse encontro, pode-se observar que o grupo parece estar afetivamente mais próximo: nas conversas gerais, na possibilidade de dizer o que está pensando ou sentindo, no poder mostrar que não sabe – há lugar para mostrar-se frágil, sem ser incapaz, mas como um aprendiz, da mesma forma que todos os que estão no grupo. Os próprios alunos medeiam esse processo, mantendo clareza no objetivo do trabalho e denotando valorização da importância da atividade com os instrumentos. Feuerstein falaria aqui da motivação intrínseca, ou seja, da apropriação da modificabilidade, da autorização que a pessoa dá a si própria de transformar-se e de percorrer um caminho diferente do que traçou até então.

As estereotipias (repetição de palavras, risos imotivados, gestos bizarros) declinam neste segundo episódio quando comparadas ao primeiro, enquanto aparecem raciocínios pautados em evidências lógicas (Mauro no turno 10). Há, também, o outro sendo reconhecido como companheiro de empreitada rumo à modificabilidade – daí a freqüência de situações em que se dispunham a compartilhar como aparecem nos turnos 10, 20, 23 e 25. O que significam essas idas e vindas de um para o outro? O eu e o outro. O compartilhar, do qual emerge o lastro social para a posterior diferenciação psicológica.

"De vez em quando pesa na cabeça da gente": terceiro episódio

A partir do mês de outubro, observa-se que a mediação entre os membros do grupo é intensa. A relação dos participantes organiza-se pela mediação deliberadamente voltada aos objetivos do trabalho. Há, também, espaço para que sejam colocadas questões particulares, compartilhar os problemas, solicitar ajuda dos demais. Agora, sim, os integrantes do grupo autorizam-se a se colocar como pessoas adultas. O conteúdo da discussão, o objeto sobre o qual se debruçam é, mais do que nunca, aquele ligado à área afetiva. Realmente estão em pauta processos cognitivos superiores ao serviço da compreensão de questões que envolvem o querer, o sentir.

É um momento de diferenciação possibilitada pelo pertencimento grupal conquistado que constitui a base que permite a relativização das diferenças. Por esse motivo propôs-se, como atividade, a análise de uma situação cujo objetivo seria de relativizar uma opinião, considerando o contexto de relações de significados que engendram um evento. Voltou-se, nesse dia, a trabalhar com o Instrumento Ilustrações do PEI.

O planejamento desse trabalho esteve embasado em alguns pontos do mapa cognitivo, considerando que a apreensão das relações, enquanto conteúdo, estaria favorecida pela modalidade pictórico/simbólica da página. Embora o nível de complexidade e o de abstração fossem altos, a atividade exigia processos cognitivos (funções e operações) já utilizados e quase todos de domínio do grupo: estabelecer relações para evitar percepção episódica. Foi interessante observar o movimento das falas na busca de alternativas para conferir significados ao que viam na página do PEI escolhida para a atividade desse dia. O conteúdo do Episódio III foi desenvolvido com base na página 8 do Instrumento Ilustrações (Figura 4.3). São destacadas as falas que preparam a apreensão do significado, sua relativização e o início da extrapolação: "a carga na cabeça", conforme foi verbalizado.

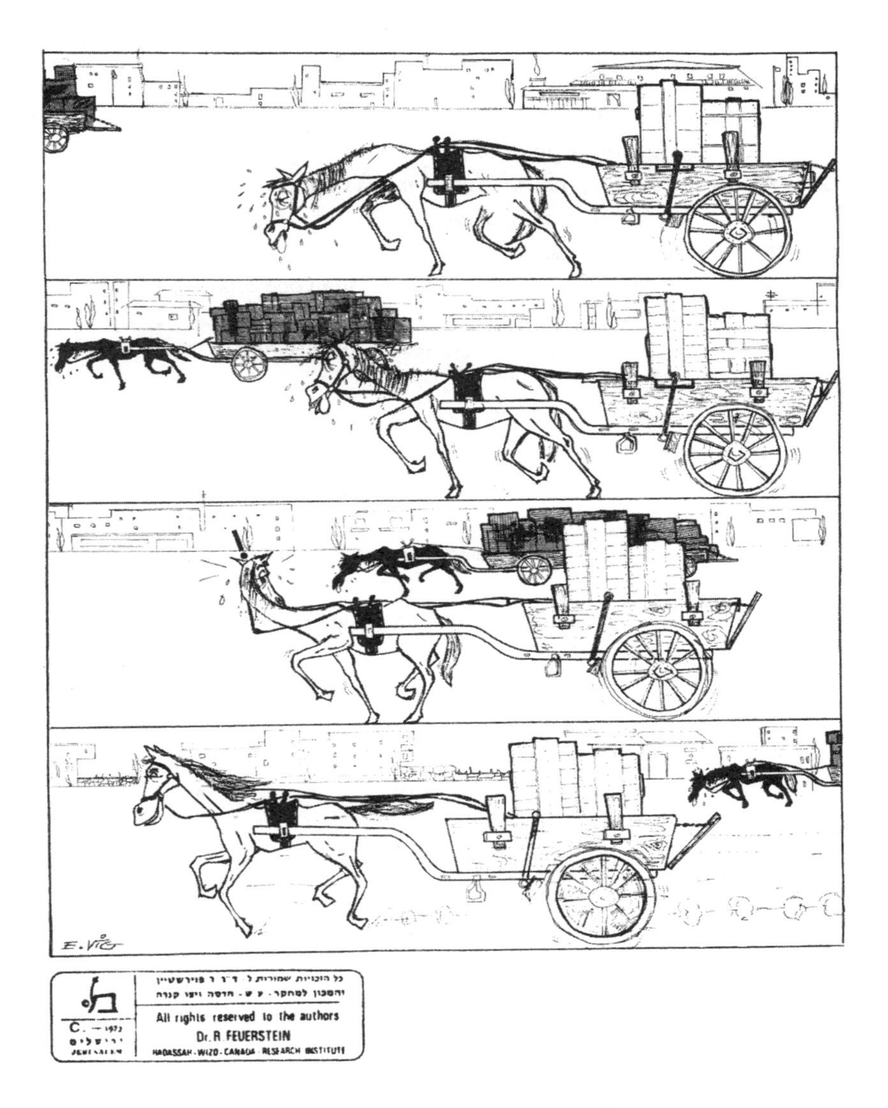

Figura 4.3: *Reprodução da p. 8, Instrumento Ilustrações* – PEI I
(autorizado por R. Feuerstein).

Episódio III

Presenças: Bento; Júlia; Celso; Leandro; Mauro e Sílvia.

1 – *Be – Já sei por que a gente vai voltar à página 8 – porque Celso não estava presente, quando se trabalhou.*
2 – *Med – (...) sim, mas porque também não a concluímos. Em vez de eu e a Maria Helena ficarmos mediando...*
3 – *Be – Sobrou para nós.*
4 – *Jú – Celso, observa esta folha aqui. O que você está vendo aqui nesta primeira parte?*
5 – *Be* – [Bate com as mãos nas pernas – barulho de trote.]
6 – *Cel – Cavalo.*
(...)
7 – Jú – Isso aqui significa o quê para você? [Jú aponta para a carga dos cavalos.]
8 – *Cel – Porta.*
9 – *Jú – Porta?* [Olha para a mediadora.] *Não, vê bem, não é uma porta.*
10 – *Cel – Não?*
11 – *Jú – Não. Isso aqui, talvez, não seria, assim, umas caixas?*
12 – *Cel – Uma caixa.*
(...)
13 – *Jú – Tá, mas como é que está a expressão do cavalo?*
(...)
14 – *Cel – Cansado.* [Põe a língua para fora.]
(...)
15 – *Jú – Tá. Este cavalo aqui, olha. Esta primeira parte aqui, e agora olha esta aqui. Este cavalo aqui, ele tá longe ou perto desse primeiro cavalo?*
16 – *Cel – Longe.*
17 – *Jú – Muito bem, longe. Este cavalo aqui, em relação a esse aqui, está correndo rápido ou devagar?*
18 – *Cel – Devagar.*
(...)
19 – *Le – Neste terceiro aqui* [aponta para a terceira linha] *onde tem um ponto de "exclamação",* [o ponto era de interrogação] *qual dos dois [cavalos] está com a carga mais pesada, o branco ou o preto?*
(...)
20 – *Cel – O branco corre mais.*

(...)

21 – Jú – Você acha que ele está andando, assim, devagar? Você acha que ele estava pensando que tinha mais caixa ou menos caixa?

22 – Cel – Menos.

(...)

23 – Le – Porque ele tinha a carga mais leve ou mais pesada?

24 – Be – Duas cargas.

25 – Med – Porque ele tinha a carga mais leve. Mas esta era a impressão dele no primeiro quadro?

(...)

26 – Be – Ele pensou que estava com mais carga.

27 – Med – Ele pensou que estava com uma carga muito pesada. O que aconteceu que ele pôde ver que a carga dele não era tão pesada?

28 – Be – Ele olhou para o outro cavalo.

(...)

29 – Med – Em alguma situação da tua vida tu já te encontraste com alguma coisa parecida com a que tem aqui nesta história?

(...)

30 – Be – Carga dentro da cabeça.

(...)

31 – Be – De vez em quando pesa na cabeça da gente.

(...)

32 – Ma – Concordo [com Bento].

(...)

O trabalho com a página 8 do Instrumento Ilustrações do PEI teve como objetivo relativizar opiniões e considerar relações que determinam um significado para alguma coisa.

A análise deste episódio, se comparada com as anteriores, permite-nos vislumbrar o movimento do grupo em direção aos Processos Cognitivos Superiores. Salta aos olhos o avanço dos alunos em relação ao abandono das condutas estereotipadas e às respostas mecânicas que caracterizaram o primeiro episódio. Uma das alunas destaca-se, assumindo o papel de mediadora.

Primeiramente, neste Episódio III, quanto à categoria Interação, chama a atenção algo muito curioso: a ausência absoluta de itens relativos à descontinuidade. Assim, todas as intervenções, tanto das mediadoras quanto dos alunos, correspondem à Cooperação e, mesmo aí, aparece algo significativo: há uma variedade grande e rica de respostas. Por exemplo, no turno 3 deste episódio, a fala de Bento caracteriza-se como algo dirigido à mediação do item auto-regulação e, ao mesmo tempo, a identidade ou pertencimento/pertença grupal. Embora essa análise seja de um episódio retirado de uma sessão de trabalho e, assim mesmo, fragmentado por alguns cortes devido à sua extensão, esse fato parece ser indicador de modificabilidade. A qualidade da interação é outra, sem dúvida.

As intervenções das mediadoras aparecem em número significativamente menor, se comparada às dos alunos, parecendo evidenciar, também, um movimento importante de transformação do grupo rumo à sua autonomia.

As intervenções dos alunos mostram, do ponto de vista qualitativo, interações ricas voltadas para a competência e a curiosidade (turno 17); para o planejamento da conduta cognitiva (15 e 19); para o significado e a curiosidade intelectual (4, 9, 13 e 23), bem como reciprocidade e busca do significado do que apreendem ou fazem (14, 18, 24, 25 e 26, por exemplo).

Os objetivos das mediadoras, quanto à cooperação, caracterizaram suas intervenções pela mediação da busca, do planejamento, de perseguir objetivos (27) e da ênfase à extrapolação (29), ou seja, o estabelecimento de relações com projeção dos processos cognitivos utilizados. A busca do significado (25) e a mediação da competência (2) seguem presentes, igualmente.

A análise das intervenções relacionadas ao Desenvolvimento Cognitivo é também curiosa: apresenta só um tipo de função cognitiva deficiente relacionada à chamada "Resposta mecânica" que aparece no turno 9. Os processos superiores, por sua vez, expressam pensamento antecipatório (1 e 20); vocabulário com significado adequado e precisão nas respostas (26, 28, 30 e 32); pensamento com inferência (11); projeção de relações possíveis (17 e 31); critérios de comparação (15 e 21); referências espaciais (16) e temporais (18).

As intervenções das mediadoras pretendiam estimular o trabalho independente, a contextualização com projeção de relações entre as questões em pauta (27 e 29). Da mesma forma que há variações em quantidades e qualidades nas intervenções dos alunos, as mediadoras objetivam saltos qualitativos em termos de exigências que parecem ser correspondidas.

Que tipo de interação e quais processos cognitivos organizaram essa passagem do Episódio III? Coexistem, ao lado desse investimento tão grande, desse vasto leque de novas possibilidades criadas pela entreajuda, manifestações de que, se é possível, também é difícil modificar. Que esse processo requer tempo para sedimentar e muitas aprendizagens.

Assim, é comum observar ainda dificuldades de alguns para fazer-se entender, expressar-se, trabalhar com indícios que levem a algumas abstrações, trabalhar com instrumentos internos e vestir-se de maneira adequada às condições climáticas e até estéticas, manga longa para os dias de calor, calça com cinto apertado acima da cintura, para citar alguns exemplos.

A partir deste episódio iniciou-se uma experiência que trouxe um retorno de grande importância para o GT Adultos: dois de seus componentes começaram a vir para o Núcleo em horários diferentes do trabalho específico para colaborar, enquanto mediadores, em parceria com a coordenadora, num grupo de três adolescentes com grave deficiência física. Esse trabalho revelou a interiorização do processo vivido no coletivo GT Adultos: a busca de estratégias para mediar os adolescentes, a disponibilidade afetiva, o tolerar coisas que no grupo de origem apareciam como dificuldade, tudo isso era possível porque estavam investidos da responsabilidade de mediadores: logo, adultos capazes.

Os integrantes do GT Adultos que participaram do trabalho com os adolescentes faziam relatos no grupo sobre sua atuação, e isso gratificava cada vez mais os colegas que pareciam identificar-se com eles. Talvez a identificação com o vir-a-ser criado nesse coletivo e, nesse momento, representado pelas pessoas de Bento e de Júlia fosse o motivo do sentimento de gratificação.

Também significativo era o retorno vindo do trabalho que Carla assumira, como auxiliar de uma professora de pré-escola no Núcleo de Desenvolvimento Infantil da Universidade Federal de Santa Catarina (UFSC), que sustentava as aspirações de trabalho que começavam a tomar corpo, tanto no pensamento como no coração dos integrantes do grupo.

Começou-se, nessa oportunidade – fim de outubro, início de novembro –, a trabalhar o final dessa etapa de atividades relativas ao ano letivo. Em uma das primeiras sessões, posto o assunto em pauta, foi bastante interessante como apareceu uma grande quantidade de estratégias para compor o final da história criada, naquele momento, pelo grupo. Os indícios dados pelos alunos permitiam vislumbrar uma tomada de posição que invertia o legado social da deficiência. As falas da sessão deste quarto episódio, ocorrido no início de novembro, dizem um pouco disso.

"Espera aí, você é um cara inteligente": quarto episódio

Foi com o objetivo de construir estratégias com base em diferentes hipóteses para orientar inferências que se trabalhou essa sessão. As atividades do dia foram iniciadas discutindo uma questão trazida por Júlia. Tratava-se de um pedido de ajuda para os companheiros de grupo sobre um assunto confidencial que a estava mobilizando bastante. Cada vez mais, o grupo funcionava como um coletivo, com interesses comuns e possibilidade de em conjunto tentar resolver questões consideradas difíceis. A busca de espaço para conversarem sobre suas questões particulares ou sobre assuntos gerais – dos noticiários, por exemplo – requeria, às vezes, o tempo de uma sessão inteira. Assim, o "material" de trabalho deixava de ser o do PEI ou o dos temas de pesquisa para constituir-se com base nos assuntos trazidos para as discussões.

Após conversarem com Júlia e ponderarem sobre vários pontos, ela agradeceu aos colegas e fez-se um pequeno intervalo. Então, Mauro começou a falar sobre filmes. O episódio transcrito a seguir mostra as características da interação que pautou, nesse momento, o trabalho desse coletivo e os processos cognitivos utilizados.

Episódio IV

Presenças: Bento, Mauro, Carla, Celso, Júlia, Leandro e Sílvia.

(...)

1 – Be – Qual o que vós "meciê" vai ver hoje à noite – filme? [Pergunta feita por Be após Ma dizer que à noite iria ver um filme.]

2 – Ma – *É um filme sobre o mar. (...)* [Ma refere-se ao tema do filme, mas não lembra o nome.]

3 – *Med – Vamos tentar construir com o Ma algumas estratégias para enfrentar esse problema de memória que ele diz que tem.*

4 – *Be – Não poderia ser Naufrágio?*

5 – *Med – O Be está levantando algumas hipóteses: se o filme é sobre o mar, então vamos levantar algumas hipóteses de nomes de filmes. Essa é uma estratégia que tu, Ma, podes usar. Tu podes te relacionar com as pessoas, Ma, sem ser como deficiente. Tu podes te relacionar com as pessoas sendo a pessoa inteligente que tu és!*

6 – Ma – *Tudo bem, mas...* [Não dá para entender.]

7 – *Med – (...) esse grupo aqui já está conseguindo trabalhar com um nível de abstração tão elevado em termos de inteligência que nem dá para dizer que um dia estas pessoas já tiveram algum problema de deficiência.*

8 – *Be – Graças ao Feuerstein né!*

(...)

9 – *Ca – Mas tem gente que diz que a gente não é inteligente. Mas a gente não deve seguir o conselho...*

(...)

10 – *Be – Uma pessoa que não tenha esta parte aqui...* [aponta para o braço] *pode vir a estudar.*

(...)

11 – *Le – Cortar, né, Jú.*

12 – *Ju – Leandro, espera aí, você é um cara inteligente, não faz isso comigo. Qual é a parte..., porque se você fala cortar, a gente pensa que tem que cortar um bolo, um pão,... você tem que explicar qual a parte do corpo. A mão, o braço...? (...)*

13 – *Ca – Pode ser um filme sobre tubarão. Tubarão mora no mar.*

14 – *Be – Pode ser um filme de salva-vidas, também.*

(...)

15 – *Le – O pesquisador do mar.*

16 – *Ju – Misterioso mar.*

17 – *Med – Eu pensei, por exemplo: A fúria dos tubarões.*

18 – *Ca – Caçadores de tubarões...*

19 – *Med – Celso, o filme é sobre o mar, que nome tu darias a este filme?*

20 – *Cel – Um filme, filme de terror.*

(...)

21 – *Ca – Faz de conta que nós estamos no filme.*

(...)

22 – Med – Que tipo de peixe?

23 – Be – Um peixe grandão.

(...)

24 – Cel – Peixe grande. (...) Tubarão.

[A atividade está sendo registrada no quadro-negro. Nesse momento, Jú escreve uma das palavras-chaves, que são escolhidas para sintetizar a história, ao lado ou em substituição a um desenho esquemático.]

25 – Le – Jú, não precisa escrever tubarão assassino, só tubarão porque ele já é assassino.

(...)

26 – Cel – Assassinando.

(...)

27 – Med – Esse exercício todo partiu do quê?... de que idéia?

28 – Jú – Foi para ajudar o Ma.

(...)

29 – Med – Em que esta atividade ajudou vocês?

(...)

30 – Be – O modo de ver as coisas.

Com base na discussão sobre um assunto trazido por um aluno, foram construídas estratégias fundamentadas em hipóteses que orientavam inferências. No episódio, não houve registro de descontinuidade, ou seja, todas as falas estavam voltadas à Interação por Cooperação. Por sua vez, a variedade de estratégias indica uma transformação qualitativa nas intervenções.

As intervenções das mediadoras, também, como no episódio anterior, são significativamente menores em termos numéricos, se comparadas às dos alunos.

Do ponto de vista qualitativo, as intervenções dos alunos, quanto à categoria Interação, cujas falas seguem expressando o critério compartilhar como o mais importante à interação (1, 4, 21, 25 e 28), agora apresentam trocas relacionadas: a considerar sua própria transformação/modificabilidade (6 e 30); à diferenciação psicológica (6 e 9) e à identidade grupal (turno 9). Intervenções como planejamento da "ação cognitiva" (15, 16, 17 e 18), competência e auto-regulação (12), reciprocidade (2, 11 e 20), curiosidade intelectual (10) e otimismo (8), também se fazem presentes como pano de fundo da interação.

As mediações das coordenadoras estiveram orientadas a fomentar a autopercepção de si como sujeito em transformação (3 e 7), além da individualização/diferenciação (5); outros critérios fizeram-se presentes: planejamento (3 e 17), competência (7), curiosidade intelectual (19) e significado (27).

Em relação à categoria Desenvolvimento Cognitivo, vale destacar que, por parte dos alunos e na entreajuda, as hipóteses que orientaram as inferências (4 e 21) constituíram uma estratégia do pensar. Associado a elas, marca presença o uso de vocabulário adequado ao significado do tema ou conteúdo com o qual trabalham (28 e 30), podendo considerar duas ou mais fontes de informação de acordo com o problema a resolver (13, 14, 15 e 16). Nas Funções Cognitivas Deficientes, há presença de comunicação egocêntrica (turno 20), provavelmente, por percepção confusa do objeto tratado.

Quanto a esta última categoria, as intervenções das mediadoras caracterizaram-se pelo incentivo ao uso de estratégias para verificação das hipóteses levantadas sobre o estudo em pauta (3), estabelecendo ou projetando relações (5 e 7) e discriminando aspectos relevantes e irrelevantes dos temas discutidos.

Nesse dia, conversamos, ainda, sobre os mediadores auxiliares em grupo de adolescentes do Nucleind (turno da manhã): Bento e Júlia. Esse assunto surgiu para confirmar a modificabilidade conquistada. De fato, a construção de estratégias, as cobranças de respostas – trazendo à tona todo o sentimento de competência – marcaram presença soberana nesse coletivo.

Evidentemente, ainda apareceram tentativas de descaracterização dessa competência quando, por exemplo, Bento transferiu a responsabilidade, quanto ao seu próprio movimento de transformação, a Feuerstein (turno 8), como disse. Aliás, esse ato, realizado dessa forma, apesar de revelar uma tendência a se considerarem ainda a-históricos (ou não responsáveis, diretamente, por aquilo que acontece com eles), é elogiável, uma vez que denota todo um conhecimento e domínio do contexto de trabalho no qual se inserem, de seus propósitos e de suas características, algo não muito comum em se tratando de educação especial.

Entretanto, o ponto alto que caracterizou essa sessão foi outro. Considera-se que a demonstração de autonomia e de segurança ao se constituírem mediadores do outro é, sim, reveladora de uma forma de relação que se pauta por novos significados. A expressão "... espera aí, você é um cara inteligente, não faz isso comigo" (turno 12) traz o novo introjetado. O novo, expresso na consideração de que se pode reconhecer no "colega deficiente" sua inteligência, manifesta-se no fato de que "não aceito que me tratem como deficiente." "Eu quero que reconheçam minha competência." O social, o grupal, configura-se no interior de cada um, como algo, agora, passível de regular a própria trajetória de vida para rumos diferentes daqueles traçados e esperados de quem possui uma história de deficiência em sua vida.

Capítulo 5

Estes inquietos ventos andarilhos
Passam e dizem: Vamos caminhar! (...)
(MÁRIO QUINTANA)

Neste momento é preciso refletir e concluir. O capítulo traz o que foram minhas reflexões e conclusões derivadas dos estudos e da pesquisa realizada à luz da obra de Feuerstein em meu trabalho de doutorado. Constam, também, as formulações feitas baseadas nessas conclusões, enquanto propostas de encaminhamento para práticas pedagógicas promotoras do desenvolvimento.

Trama do coletivo e do individual

Na dinâmica educacional da obra de Reuven Feuerstein, o individual e o coletivo são, ao mesmo tempo, duas faces da mesma moeda, e esse foi um dos pontos importantes e organizadores do processo pedagógico que acabamos de descrever. Respeitar essa dinâmica significa não somente democratizar toda a organização do trabalho grupal, mas também produzir coletivamente e de forma democrática o suporte da caminhada. Para o grupo, ou coletivo, é mais do que discutir, definir, deliberar em conjunto. Significa produzir instrumentos que ajudem a reverter o significado cultural de que deficiente não pode ter acesso às atividades que envolvem processos cognitivos superiores devido às seqüelas de alguma lesão neurológica, às alterações cromossômicas ou a outros tantos fatores etiológicos, tidos como responsáveis pelos quadros da "excepcionalidade". Reverter significados culturais porque, só com base nisso, modificar é possível. Trabalhar o pedagógico valendo-se de processos cognitivos superiores, desenvolvido por aprendizagens cujo conteúdo, muitas vezes, é a própria deficiência, situando a "deficiência mental" num contexto em que o intelecto é balizador da diferença.

Considera-se fundamental ressaltar, como primeira conclusão, que a grande aprendizagem realizada com essa vivência foi, sem dúvida, a que girou em torno de como se constitui e qual é o papel das interações sujeito/coletivo no trabalho pedagógico. Interações/relações que se organizaram, simultaneamente, com preocupações dirigidas ao desenvolvimento afetivo e cognitivo.

Isso pode ser mais bem compreendido pela observação dos episódios selecionados para ilustrar e demonstrar a dinâmica do trabalho realizado. Essa observação permite verificar, em relação ao coletivo grupal, que no início das atividades, apesar de toda a relação dos membros do grupo dar-se com base na intermediação das coordenadoras, havia um movimento intenso de perguntas e respostas que conferiam ao grupo um caráter bastante ativo. Havia comunicação entre os membros do grupo, eles estavam atentos ao que se passava ao seu redor – e isso levou à primeira inferência equivocada: a de que ali se encontrava um coletivo instituído. A análise qualitativa das Interações que compõem o Episódio I pode orientar a busca de outra interpretação para o observado, ou seja, de que ali ainda não se encontrava o coletivo buscado. Se se fizer um cruzamento, por exemplo, dos dados relativos à categoria Interação e os dados relativos ao Desenvolvimento Cognitivo – cotejando o item Reciprocidade com o item Resposta Mecânica –, será possível verificar que apesar da presença maciça do que se chamou de intervenção por "Reciprocidade", prevaleceu o condicionamento a uma resposta em que não há exigência quanto ao conteúdo, ou seja, a "Resposta mecânica". Esse tipo de resposta envolve, quase sempre, uma só informação. Decorre em função de um sim ou de um não, com base em um dado episódico e imediato, e é elaborada com um pensamento linear, provocado sobretudo por dados sensorialmente recolhidos. E, ainda, no contexto formal de aprendizagem, é uma resposta que aparece quando há solicitação do professor, de preferência.

Desse modo, evidencia-se, na análise da situação em questão, o que Davis, Silva e Espósito afirmam em seu artigo "Papel e valor das interações sociais em sala de aula", de que a interação/relação social por si só não é condição para o desenvolvimento dos processos cognitivos superiores: faz-se necessário qualificar a interação/relação social para que essa possibilite o salto qualitativo aos sujeitos envolvidos. Feuerstein, nesse sentido, propõe as Experiências de Aprendizagem Mediada.

Assim, e sem dissociar afeto e intelecto, descortina-se a possibilidade de compreender a realização simultânea e instrumentalizada de um trabalho pedagógico que vislumbre a modificabilidade estrutural. Não se trata, em Feuerstein, de realizar um trabalho cognitivista, que privilegia apenas o exercício intelectual, nem algo de cunho psicoterápico (que privilegia o estabelecimento de novas relações afetivas). Trata-se de algo mais complexo, denotando uma perspectiva pedagógica para a relação do sujeito, que é simultaneamente intelecto, afeto, corpo, eu, outro, com sua realidade social, histórica e cultural.

Não foi porque houve um acréscimo ao que se possuía como referencial teórico e metodológico que se efetivou a nova experiência. Foi, sim, sobre essa base, ainda que não tenha sido ela que impeliu a enfrentar o "Não me aceite como eu sou". Isso foi produto de uma grande luta teórica e afetiva, da qual resultou a ruptura para "fazer o novo". Essa luta foi necessária porque o mediador precisa estar investido de uma intencionalidade clara, que embase a empreitada rumo à modificabilidade. É por isso que Feuerstein ressalta, sobremaneira, a necessidade da crença naquilo que o professor/mediador se propõe a realizar, rumo à modificabilidade. Não é possível, nesse contexto, utilizar o material didático organizado por ele, o Programa de Enriquecimento Instrumental, se o mediador mantiver ativa (em atos e intenções) toda a marginalização característica da educação voltada para a parcela "deficiente" da população. Não é possível, por exemplo, descaracterizando-se a competência e a responsabilidade capazes de serem assumidas pelo aluno, ser feuersteniano. Isso seria reproduzir o autoritarismo característico das relações internas à chamada educação especial, em que o aluno é objeto *no* e *do* programa educacional. Seria, portanto, mais uma forma de efetivar de maneira eficientíssima a máxima segregadora própria da sociedade capitalista – que lida de forma marginalizadora com suas minorias.

No entanto, que interações serviram de referência para criar o espaço comum, o espaço social, caracterizado por ações compartilhadas com sentimentos e entendimentos que permitissem caminhar juntos para uma nova trajetória? O que possibilitou a comunicação se, aparentemente, de um lado encontravam-se as coordenadoras do grupo munidas de intenção e crença na modificabilidade e, de outro, os demais membros do grupo que cristalizavam, em seu viver, a deficiência, de maneira fundamental?

O movimento de interação e comunicação começou a materializar-se com base em uma relação interpessoal pautada:

- na utilização do material didático elaborado para o exercício dos processos cognitivos superiores (PEI), calcado num alto nível de exigência em termos intelectuais;
- no uso de uma linguagem verbal delineada no fato de que se está trabalhando com adultos potencialmente capazes de lidar com o conhecimento representado;
- no estabelecimento de uma relação que se preocupa em pôr em prática o fato de que os componentes do grupo são adultos (jovens adultos, cronologicamente) e podem se assumir como tal;
- na crença da democratização das decisões que norteiam a trajetória do grupo;
- no estabelecimento de um contrato de trabalho firmado na modificabildade proposta nos termos feuerstenianos.

Tudo isso demandou o empenho na criação de condições reais para atingir os objetivos desenhados – o ambiente modificante. Se Feuerstein afirma que uma das características desses ambientes é a de que o sujeito seja orientado, oriente-se e oriente novas trajetórias na direção de um pensamento crítico, é fundamental ter claro que, no caso do trabalho pedagógico, ser crítico quer dizer poder enfrentar sua privação cultural, derivada das mediações "deficientizadoras" da sociedade. Tal pressuposto requer instrumentos afetivos e cognitivos que assegurem a aventura dessa transformação, pois essa trajetória supõe trabalhar a visão de mundo e das deficiências, supõe verificar como certas aprendizagens podem orientar um novo rumo para o desenvolvimento, sujeito de minha modificabilidade e de agente de modificação do contexto no qual se vive.

As noções de ambiente modificante, associada à idéia de que interação é um encontro de subjetividades, permitiu pensar que, com base na qualidade da relação interpessoal, seria criado um ambiente, como um patamar básico, que sustentasse o estabelecimento de uma comunicação que partilha processos cognitivos, palavras repletas de significados e sentidos, afeto, decisões voltados para a luta contra o estigma.

A primeira medida em que se pensou foi em não adotar, na organização física da sala, as carteiras tradicionais dispostas diante da mesa do professor. Optou-se, para o trabalho, por uma grande mesa que acomodava, no mesmo plano, todo o grupo. Ficou excluída, assim, a representação física da relação de poder que fica implicitamente estabelecida, em geral, entre professor e alunos. Restava excluir a assimetria posta pelos pontos de vista opostos que caracterizavam de maneira predominante as diferenças dos dois lados que se encontravam para o trabalho comum. Não se buscou o estabelecimento de uma simetria massificadora e negadora de que havia essas diferenças, mas de garantir que seria baseada nelas que se ergueria o trabalho, objetivando a modificabilidade da relação assimétrica. Nesse sentido:

> [...] o conceito de simetria não decorre, pois, de uma pretensa igualdade entre os membros de um grupo. Ao contrário, sua riqueza está no fato de atribuir, a cada parceiro da interação social, a possibilidade de construir uma rede de potencialidades, de iniciativas e de recursos indispensáveis ao trabalho partilhado. Abandona-se, assim, a visão de aluno que ganha vida e espaço de manifestação apenas quando solicitado pelo professor para se adotar uma postura que saliente as possibilidades de um ensino mútuo, onde cada um atua como elemento formador do outro. O valor da simetria não está, portanto, em eliminar as desigualdades, mesmo porque isto seria uma impossibilidade prática. Seu valor, ao contrário, está no fato de garantir condições simétricas de participação – condições de participação igualitária – onde contribuições distintas são vistas como necessárias para se atingir o objetivo comum. (Davis et al., 1989, p. 53)

O que uniu e sustentou a convivência desses dois lados no começo da relação foi, sem dúvida, a definição de um espaço comum, de encontro, ou seja, criado pela proposta pedagógica que impunha a todos a prática da modificabilidade apoiada em premissas implícitas, por exemplo, no "Um momento, deixe-me pensar" e "Não me aceite como eu sou".

Isso embasou a busca de significados e sentidos, para o grupo e no momento, de tudo o que se fazia, se falava ou do que se sentia. Acredita-se que foi por isso que se evidenciou o elevado percentual de mediações voltadas para o Critério Significado – destacado na lista de funções cognitivas –, como a tentativa de ir além do contexto imediato e direto com os objetos de conhecimento. Assim, para além da "realidade interna", do subjetivo no qual existiam, em princípio, essas diferenças que poderiam impedir a comunicação, instituiu-se essa linguagem de busca de significados como patamar comum.

Compartilhou-se o que seria, num primeiro momento, incompartilhável: a diferença na fala, na concepção sobre deficiência, na atitude, no gesto, na intenção, no olhar. A mediação de significados e sentidos permitiu criar um espaço de significação e ressignificação constante, vivido no grupo.

A transcrição do Episódio IV mostra, de forma prática, como se constituía esse social, sua relação com o individual, com o particular, com o intrapessoal. Nesse exemplo, uma das componentes do grupo medeia seu colega quando esse usa uma linguagem imprecisa numa de suas intervenções, dizendo-lhe (conforme turno 12 do Episódio IV): "Leandro, espera aí, você é um cara inteligente, não faz isso comigo". A reivindicação traz implícita uma chamada individual de responsabilidade e revela o caráter das transformações que se processaram na totalidade grupal. Seria como dizer: aqui, nesse ambiente, nesse coletivo, não cabe mais a "linguagem deficiente". Não se aceita mais que as pessoas precisem mostrar-se como deficientes!

A força do coletivo instituída em bases diferentes das socialmente esperadas para um ambiente de trabalho pedagógico com a "deficiência" impunha outro "jeito de ser" e encorajava a auto-regulação e a regulação do outro e, nisso o produto da totalidade manifestava-se como produto das subjetividades que compunham o GT Adultos.

É oportuno ressaltar que nessa dinâmica as conquistas particulares, por sua vez, transformavam-se em alavanca para suportar e impulsionar novas exigências qualitativas ao todo. E o mais importante: as aprendizagens advindas dessa realidade extrapolavam os limites da sala de trabalho.

No início do trabalho, as conquistas pareciam circunscrever-se aos contornos internos do grupo. Assim, compreendia-se por que, mesmo que os pais relatassem nas reuniões iniciais que parecia não haver muito "progresso" em casa e em outros espaços, era possível verificar ali, no coletivo GT Adultos, a efetivação de algo que se construía voltado para os objetivos do trabalho com esse grupo. Algo que começava a aparecer no espaço subjetivo – que pertencia a cada um internamente, mas, antes de mais nada, estava no social e podia mostrar-se no interior do espaço GT Adultos. Isso permitia compreender que a direção da construção se dava com base na apropriação de algo que estava fora do sujeito, embora ele fosse constituidor desse espaço. Possibilitava entender por que um dos componentes do GT (Bento), ao mesmo tempo em que começava a colocar-se no interior do grupo como um colaborador efetivo e atento, ao participar de uma reunião ampliada com os familiares, isto é, num espaço que não era o específico do GT Adultos, reeditou as atitudes que apresentara numa visita domiciliar, para um trabalho realizado com ele antes de iniciar as atividades no GT Adultos, ou seja, o de relacionar-se por meio da deficiência. Nessa reunião, Bento manteve-se deitado sobre a cadeira, resmungando palavras ininteligíveis, atitude essa incomparável com a que vinha manifestando no grupo. A mensagem transmitida por Bento, mediante sua atitude na reunião, fez pensar no fato de que a "realidade externa ao grupo" (ainda que representada pelos familiares dos membros do grupo) estivesse marcada por mediações consolidadoras da deficiência. Alertou, também, para a necessidade de intensificar, com as famílias, o trabalho na crença da modificabilidade nos termos feuerstenianos.

As pistas para compreender o que ocorria no espaço interativo reforçavam a idéia de que é do coletivo que emanam as possibilidades de ressignificação do que constitui de forma predominante a subjetividade. Vale observar que a respeito da dicotomia, realidade interna e externa, subjetividade e objetividade, esta última não é vista como algo que dá "a impressão de existir quase que por si só e de se inscrever como um parasita, marcando e caracterizando o seu depositário" (Da Ros, 1997, p. 20), mecanicamente. Essa é uma visão dissociadora que nega a expressão particular das relações sujeito/realidade como realidade interna e, simultaneamente, seu fundamento. "Nesse sentido, 'realidade interna' e 'realidade externa' são lados de uma mesma moeda e não podem ser compreendidos isoladamente" (ibid., p. 22).

Assim, essa organização do grupo, que se constitui passo a passo, não esteve apoiada de forma estática dentro ou fora dos sujeitos, mas em ambos, inseparadamente, porque a mudança por sínteses qualitativas supõe redefinições contínuas do que é interno e só pode ser exercido, num primeiro momento, em dado contexto externo de significações. São sínteses apropriadas pelo sujeito que voltam ao coletivo para ser ressignificadas e reapropriadas e, assim, sucessivamente.

A base para afirmar-se que houve contínuas mudanças individuais e neles como grupo pautou-se pela análise de como, a cada tempo, cada um podia fazer coisas de forma diferente das anteriormente apresentadas: na relação com seus pais em que, tomando o exemplo de Bento, destaca-se na maneira diferenciada com que participou das reuniões ampliadas e variou da não-participação nos primeiros encontros a poder assumir-se como um dos coordenadores no final do ano; na relação com a sociedade como aconteceu com Leandro, que pôde, ao final do trabalho, relatar e mostrar a todos que havia comprado, com sua mesada, uma pasta escolar e ainda economizado dinheiro, algo antes impossível para ele que usava toda a mesada no mesmo dia no camelódromo, comprando objetos desnecessários. A modificabilidade aparecia pouco a pouco, mas isso não queria dizer que um exercício realizado individualmente e com resultado garantisse a generalização desse sucesso a todos os exercícios semelhantes: era produto do momento, da interação, com esses sujeitos e diante dessa tarefa. Nem mesmo uma conquista coletiva garantia a repetição imediata do sucesso alcançado. Era todo um processo a ser considerado no qual os recuos, às vezes, significavam andar para a frente: por exemplo, houve um período em que Celso parou de falar por várias sessões, mostrando-se deprimido e não participativo (cabisbaixo), e voltou a fazê-lo depois, quase sem apresentar suas esteriotipias ou sua costumeira ecolalia.

Assim, foi possível verificar que não era a tarefa pedagógica em si a coisa mais importante, mas sim a qualidade da interação e o uso deliberado e dirigido dos processos cognitivos superiores em tarefas cada vez mais complexas e a serviço da auto-regulação da conduta o que constituía o alicerce pedagógico para a modificabilidade.

Generalizava-se não um princípio aprendido do PEI ao final de cada sessão, mas sim uma nova forma de relacionar-se consigo mesmo e com os demais baseado na entreajuda, no trabalho coletivo, numa direção que vai desse último à apropriação individual e dessa novamente ao coletivo, como já se ressaltou: para novas sínteses, tanto grupais como particulares, enriquecendo e criando novas possibilidades para um e para o outro.

A linguagem oral empregada pelas coordenadoras pode exemplificar o que se quis dizer anteriormente, ao se referir à perspectiva de trabalho com sínteses qualitativas, que envolvem uma dinâmica coletiva/singular. Utilizou-se um vocabulário complexo, correspondente à linguagem de um grupo de adultos urbanos que vivem num contexto em que pais ou irmãos possuem formação universitária. Assim, mesmo considerando que as palavras em si poderiam não ser bem compreendidas, insistiu-se em usá-las, porque se baseou no entendimento de que era preciso conferir à palavra um valor sígnico e não só um amontoado de sons que identificasse, de forma mecânica, algo sensorialmente registrado. Isso pode ser verificado de forma concreta pela observação de evidência, por parte dos alunos, de uma linguagem oral enriquecida pela presença de metáforas, substituindo a chamada "Resposta mecânica", constante no Episódio I.

No Episódio II, observa-se que uma multiplicidade de trocas cognitivas começa a aparecer, em um movimento de generalização que substitui as formas episódicas anteriores, surgindo formas mais complexas de produção do conhecimento.

Nesse contexto, compartilharam-se processos cognitivos como comparar, levantar hipóteses, considerar referências de espaço e tempo. Outras tantas vezes foram dados aos alunos modelos verbais, como planejar verbalmente, usar estratégias para resolver uma questão posta no grupo, ensaiando oralmente algumas soluções para tal, determinando o critério que orienta o pensar. Enfim, o aprender a aprender, voltado para a atividade não imediata e episódica. Esses modelos tiveram a intenção deliberada de constituir referências criadoras, talvez de "zona de desenvolvimento proximal". Aliás, a linguagem ganhou um espaço muito grande em relação a esses modelos. Sabe-se que a linguagem dirigida aos "deficientes", tanto em ambientes formais como informais, limita-se a fórmulas simplificadas, aglutinadas, de léxico restrito ao que é próximo, tocável, sensível, ao concreto, como se diz. Foi justamente com a linguagem que se rompeu a barreira do imediato na direção do virtual, do hipotético, do devir. O futuro, que aparecia como algo impensável, ganhou dimensão real na vida de cada membro do grupo, em frases como: "Se eu aprender a usar o computador, quero trabalhar no computador", dita por Leandro.

O instrumento Organização de Pontos, um dos primeiros a ser trabalhado, contribuiu de maneira muito significativa para alcançar esse nível. Nas páginas de tal instrumento, trabalhou-se com relações a serem estabelecidas em campos virtuais que possuíam uma característica, organização x ou y. Considerando a realidade social, "Que relações precisam se estabelecer para que eu possa, hoje, delinear o que pretendo, para me profissionalizar neste campo virtual de possibilidades da cidade de Florianópolis? Que caminhada é preciso percorrer para que meus pais não me protejam tanto? Se vou por este caminho, o que pode acontecer? Segundo a estratégia tal, será possível chegar lá?".

Para criar a possibilidade da metáfora, outra aquisição simbólica importante, falou-se bastante, no início, pelo chavão: "Fala-se uma coisa para dizer outra". Isso começou a aparecer, em um encontro do grupo, na fala de um dos componentes, quando a coordenadora foi autoritária: "A Sílvia passou com os cavalos por cima..." ou, então, na compreensão de que um ponto de interrogação, num campo dado de relações, pode significar uma ou outra coisa, conforme se trabalhou na página de Ilustrações que continha a história dos animais (Episódio I).

A linguagem também começou a ser valorizada como expressão de sentimentos: "Não quero ir à reunião de pais. É uma besteira... eu tenho é medo"; "Não me incomodo com a risada dele, ele é amigo". Tentou-se passar da linguagem quase estéril, usada como agrupamento de palavras, para a comunicativa, plena de significados e sentidos. Celso, que inicialmente só repetia o que os colegas diziam, chega a falar, ao realizar um exercício do instrumento Organização de Pontos: "... eu fiz, fiz com a minha cabeça".

Outro ponto importante a ser destacado é o que se refere à luta consciente e deliberada contra o estigma que ronda o chamado deficiente mental. É preciso revelar que a modificação desse aspecto foi muito difícil. Foi necessário uma autocrítica constante para superar algo simples, como o reconhecimento de errar e poder reconhecer que errou. A autocrítica necessária tinha de enfrentar o preconceito milenar de que deficiente não pode, não sabe e é alguém por quem temos de decidir. Mais do que isso, decidir com seus pais, já que são considerados incapazes de assumir responsabilidades, mesmo sendo adultos. Teve-se de enfrentar obstáculos, impondo-se contra eles. Esse processo não se deu sem dor, porém era preciso refrear os mandos implícitos de marginalização. Foram situações bem difíceis experimentadas pela própria equipe de trabalho do Nucleind, talvez por não se conseguir proclamar a defesa integral e absolutamente clara do lugar de onde se falava. Diz-se isso pelo fato de a premissa feuersteniana do "Não me aceite como eu sou" trazer à tona demandas que envolvem questões centrais nessa proposta pedagógica. Feuerstein diz que se:

> a criança não fala conosco? Nós paramos de falar com ela. A criança não nos olha? Nós paramos de olhar para ela. A criança não sorri para nós? Nós paramos de sorrir para ela. A criança não é capaz de nos comunicar seu pensamento abstrato? Nós paramos de exigir que ela pense de forma abstrata! (1992, p. 138)

Prosseguir-se-ia a citação dizendo que, se a descrição dos quadros nosológicos da deficiência proclamam a incapacidade, a irresponsabilidade, continua-se exigindo, mediante certas condutas bizarras, que eles não mostrem o quão responsáveis e competentes são ou podem ser.

A proposta pedagógica de Feuerstein supõe um trabalho com o vir-a-ser que se constrói na interação e em função do que o autor chama de disposição à transformação, à mudança que pode trazer para esse sujeito. Esse potencial de mudança criado é algo que se define e redefine sem cessar, posto que a relação do sujeito na sociedade é dinâmica e interativa: o sujeito modifica-se, modifica seu entorno e essa base cria e sustenta uma propensão de modificabilidade. Na prática, levar isso às últimas conseqüências foi realmente muito difícil. Assim, por diversas vezes, aspectos reveladores dessa dificuldade surpreenderam o grupo, como o fato de as mediadoras boicotarem, de forma não intencional, a realização de trabalhos independentes. Ou seja, deixava-se, às vezes, de assegurar ao sujeito seu tempo de organizar-se para responder às demandas do grupo com base no "Um momento, deixe-me pensar", que substituiria a reação mecânica ao estímulo. O termo boicotar é empregado porque nas avaliações imediatas ou nas supervisões posteriores às sessões de trabalho com o

GT Adultos verificava-se que a força da pressão histórica do legado da incompetência era, por vezes, maior que a atitude deliberada contrária a ela. Isso resultava no fato de que, mesmo após propor um trabalho independente, não se assegurassem as condições reais para que ele acontecesse.

Estar disponível à modificabilidade antes mencionada é algo que precisa ser construído e alimentado. É algo que se processa aos poucos e necessita de muito esforço. Demanda estar atento às modificações que vão se processando passo a passo.

O movimento que se processou nesse grupo revelou uma transformação importante quanto ao Desenvolvimento Cognitivo e suas subcategorias: processos superiores e funções deficientes mudam de correlação de episódio para episódio. Os processos superiores ganham um espaço significativo na comunicação do grupo.

É interessante observar essa inversão de proporções entre as subcategorias citadas, sobretudo constatando-se que essa tendência começa a se consolidar e mostrar como conquista *do* e *no* grupo e como conquista subjetiva de cada membro. Como se comentou anteriormente, é possível pensar na modificabilidade não mais como uma tendência, mas algo que pauta, de fato, as relações travadas no coletivo GT Adultos. A grande maioria das intervenções dos alunos no Episódio II caracterizou-se como relativas à subcategoria Processos Cognitivos Superiores. Isto não significa, é claro, que se eliminaram por completo as Funções Cognitivas Deficientes. Quer dizer, somente, que no GT Adultos foi possível, e ao que parece de forma consolidada, estabelecer uma relação com os demais sem que fosse necessário selar essa relação pelas marcas da deficiência.

O Episódio III já revela, inclusive quantitativamente, novas possibilidades de relação. Vê-se então um grupo que busca compreender a atribuição dos significados conferidos ao que seus membros fazem, ao que pensam. A curiosidade intelectual substituindo a passividade de "quem não sabe". O compartilhar, a auto-regulação constituindo uma nova identidade grupal. Por certo, a reciprocidade, que no episódio também se sobressai por sua alta freqüência, é qualitativamente diferente. As novas possibilidades cognitivas redefinem a interação e, assim, a Reciprocidade ganha características superiores: o diálogo enriquecido por argumentos perspicazes substitui a fala "deficiente".

Conforme explicitado no Capítulo 2, para Feuerstein a modificabilidade consiste em um processo voltado para a plasticidade e a autonomia do sujeito. Essa modificabilidade expressa-se pelo fato de os alunos caminharem de uma situação em que predominavam as "funções deficientes" e em que a participação das mediadoras sobressaía-se (Episódio I), para situação em que as intervenções desses alunos foram maximizadas (Episódio IV). A coordenação das atividades passou a não ser de responsabilidade exclusiva das mediadoras, pois os próprios alunos constituíam interlocutores qualificados que assumiam lugar ativo na constituição de situações propiciadoras de aprendizagens mediadas.

"NÃO ME ACEITE COMO EU SOU"

Do balanço de toda a experiência, é possível dizer que a base teórico-filosófica está em que:

- "fica decretada a proibição" da predição;
- o homem, ele próprio, produz-se como ser modificável;
- é direito do "deficiente" modificar-se;
- é um compromisso dos profissionais dessa área, especificamente, e da sociedade em geral, garantir esse direito inalienável;
- a relação homem/mundo é mediada pela cultura e, dessa maneira, é a própria cultura que precisa empunhar a bandeira do "Não me aceite como eu sou";
- mesmo que a autonomia do homem seja considerada algo relativo (uma vez que homem e relações sociais interagem dialeticamente), é preciso não perdê-la de vista.

Da proposta pedagógica aprendeu-se que é preciso deixar pensar: pensar a si, pensar o mundo; dar-se um momento para resistir às imposições imediatistas da cultura contemporânea. Aprendeu-se, também, que a atividade mental superior, ou o ato mental complexo que vai além do aqui e agora sensório-perceptivo, é um ato deliberado e consciente, pois querer ver além do aparente é uma opção do sujeito. Aprendeu-se, finalmente, que a modificabilidade não é um dom, não é algo natural, que se produz na simples interação do sujeito com o meio sociocultural. Refere-se, especificamente, às interações mediadoras da *propensity to learn*[1], entendendo-se que adaptação é sinônimo de transformar e transformar-se.

Ainda em relação à proposta pedagógica, aprendeu-se que o planejamento é parte integrante e integrador do pedagógico, uma vez que o espontaneismo é substituído por mediações deliberadas dentro de uma reconhecida relação assimétrica entre professor e aluno. No entanto, isso não significa uma relação autoritária. Pelo contrário, o planejamento pedagógico constitui-se de forma democrática e compartilhada.

Tal planejamento inclui questões como:

- Que processos mentais podem fazer parte das atividades que permitem realizar tal ou tal tarefa?
- O que essa tarefa exige?
- Que critérios de mediação dinamizarão a relação de um sujeito com o outro, ao enfrentar a tarefa de conhecer?

Esse planejamento orientado pelo mapa cognitivo não diz nada do que o sujeito fará, nem informa sobre ele próprio, mas diz sobre processos mentais envolvidos em dada tarefa e contexto, por um sujeito culturalmente caracterizado, em certa interação. Portanto, não é uma simples análise de tarefa que decompõe as ações implícitas em sua totalidade.

Com isso, aprendeu-se que a lista de funções cognitivas só ganha sentido num contexto real de aprendizagem. Fora desse contexto, e para o sujeito, o que se mostrou como deficiência aqui pode não se mostrar ali. É por isso que não se pode conceber a modificabilidade em sua relação teoria e prática a não ser na interação/relação entre sujeitos. Não é modificação no sentido de ganhar ou perder certo comportamento de um repertório de treinamento. A modificabilidade tem a ver com o devir, em que o sujeito é ator consciente de um novo jeito de interagir. Por isso, só pode existir modificabilidade como opção do sujeito, apropriada com base no leque de opções disponíveis no social.

---

1. WEBSTER'S. *New Twentieth Century Dictionary*. 2. ed. Estados Unidos, Unabridged – Deluyre Color, Collins World, 1977. Propensity, n.; pl. propensities, [from L. propensus, p.p. of propendere, to hang forward.] Syn. disposition.

Outros tantos pontos poderiam ser ressaltados como indicadores das muitas aprendizagens que resultaram dos estudos, da prática e da formação de professores, segundo a teoria e a proposta pedagógica de Feuerstein. Menciona-se, apenas, e novamente, que esse investimento possibilitou a realização de importantes sínteses qualitativas e determinadoras de novos rumos da ação pedagógica, tanto no que diz respeito à compreensão da relação do desenvolvimento humano com as situações de ensino-aprendizagem, como à relação do homem com a sociedade, permeada pela cultura. No entanto, e mesmo considerando o que se afirma anteriormente, é preciso observar que existem alguns pontos dessa teoria e método dos quais se discorda e para os quais se apresenta uma formulação.

Quanto às fases do ato mental, embora o autor enfatize que a divisão possui somente objetivos didáticos e a lista de funções cognitivas deficientes associada a essas fases deve ser considerada, sempre, enquanto totalidade, fica posto, também, que a modificabilidade está, em grande parte, relacionada ao valor de remediação decorrente da correção dessas funções. Lembrar que funções e operações, como se disse no Capítulo 2, são elementos do ato mental, tendo, as primeiras, valor de pré-requisito – condição – em relação às últimas (a comparação, por exemplo, é considerada uma função para que se processe a operação categorizar). Isso leva a pensar que, em se "corrigindo a parte, corrige-se o todo". Seria um equívoco pensar apenas nisso, pois o próprio Feuerstein insere as noções de função e operação dentro de um contexto de interações, rumo à modificabilidade estrutural – do sujeito que modifica e é modificado pela cultura, ao relacionar-se com ela por meio de Processos Cognitivos Superiores. O que se questiona, então, é que o foco da atenção dirija-se para essas unidades, sejam essas funções ou operações, ou as unidades que se configuram ao se considerar cada fase em si do ato mental – fase do *input*, da elaboração e do *output* – como remediadoras das disfunções características na síndrome de privação cultural.

Apesar da existência dessas diferenças, que serão explicitadas a seguir, existem concordâncias fundamentais que possibilitaram a aproximação. As formulações realizadas não afetaram o caráter de totalidade impresso no modelo sistêmico da teoria. Tal caráter é preservado. As mudanças ou novas formulações dizem respeito a algumas relações internas, que aparecem, por exemplo, na forma com a qual se lidou com as funções e as fases do ato mental pensadas por Feuerstein – em termos de *input*, elaboração, *output* – e na relação dessas funções com o que chama de operações. Isso, sim, distanciou-se da proposta do autor.

A reformulação elaborada com base na prática pedagógica, realizada no trabalho com o GT Adultos, não se referiu ao caráter global, histórico-cultural da abordagem, mas incidiu sobre o conceito de função/operação e sobre as fases do ato mental: *input*, elaboração e comunicação. No trabalho, adaptou-se a lista de Funções Cognitivas Deficientes arrolada por Feuerstein, em que aparecem claramente as três fases, apoiando-se no fato de que ela foi elaborada com base na exaustiva observação de situações que evidenciavam as dificuldades ou as "deficiências" dos sujeitos privados culturais, em situações que envolviam o ensinar e o aprender. A adaptação apoiou-se na compreensão de que, se o aprender é entendido como apropriação e produção de significado e sentido histórico-culturais da realidade, o mais importante, em termos de atividade pedagógica, é o exercício dos processos mentais que partem da atividade sensório-perceptiva, episódica e imediata, e se dirigem aos processos superiores – os mediados pela atividade sígnica ou indireta.

Essa formulação concretiza outra abordagem em que o ato mental, ou a atividade mental, que se optou por chamar genericamente de processo, não fica dividido e temporalizado em si, fica considerado enquanto um todo, como processo complexo mediado por signos: processos cognitivos, cognitivos superiores ou funções mentais superiores – termos também usados pelo autor em diversos momentos de sua obra. Utiliza-se a adaptação da lista de funções – acrescida de alguns pontos e aberta a tantos outros não enumerados – em relação a diferentes momentos de apropriação do conhecimento, observando pontos dinâmicos de sínteses qualitativas que transitam, em um primeiro momento, para a apreensão do objeto de conhecimento em sua aparência considerando seus significados como provisórios; para um segundo momento, o do estabelecimento de relações e busca das determinações internas das relações que são parte do todo do objeto estudado e, finalmente, para um terceiro, que é um momento de ressignificação, de "historicização" do chamado objeto de conhecimento, à luz dos signos culturais que desvelam o que a atividade sensório-perceptiva captou. Em síntese, o que se busca já desde o primeiro contato do sujeito com o conhecimento é que ele se efetive como atividade intelectual caracterizada pelos Processos Cognitivos Superiores. Suprime aquela velha seqüência de que primeiro se aprende pela via sensório-perceptiva informações, estímulos, dados *sobre* e *no* meio ambiente para depois processar mentalmente o que foi apreendido e então emitir respostas às demandas desse meio. Feuerstein também rompe com esse modelo linear, tradicional e adota o modelo sistêmico dinâmico como organizador de sua proposta. O que se modificou em relação a Feuerstein foi trabalhar numa perspectiva mais dialética do que sistêmica. Se Feuerstein parece ir das partes ao todo, a reformulação, sugerida como conclusão da pesquisa ora relatada, tende a dirigir-se do todo às partes, e dessa ao todo simultaneamente. O todo, na reformulação, é constituído pelo sujeito que se relaciona, cognitivamente, com sua cultura à base de processos superiores de pensamento. Assim, e apoiado nessa premissa, não se pensa em corrigir a percepção confusa, enquanto função, mas acredita-se que a possibilidade de o sujeito relacionar-se com a realidade, baseado nos processos cognitivos superiores, reequaciona sua atividade perceptiva. Isso é válido, também, para a atividade motora, criatividade e seu próprio sentir.

Existem, ainda, algumas discordâncias menores e relacionadas a certos pontos, como a ênfase dada a princípios que são retirados da atividade realizada com o PEI e sua generalização. Cita-se, como exemplo, o princípio "Nada é fácil ou difícil quando considerado de forma isolada" (*Manual de apoio didático*, PEI I, p. 30). Na pesquisa que desenvolvi, não se trabalhou em nenhum momento com princípios. O que se generalizou, e de maneira exaustiva, foram as apropriações dos significados e dos sentidos das atividades que requeriam o uso dos Processos Cognitivos Superiores, tanto na realização do PEI, elaborado por Feuerstein exatamente para isso, quanto nos trabalhos de pesquisa ou em qualquer outra atividade, mesmo que ela se centrasse na discussão do significado social da "deficiência".

Em função de se ter reformulado o uso das fases do ato mental, optou-se por retirar do mapa cognitivo no caso – como instrumento de planejamento – o parâmetro "fases". Não obstante, esse mapa serviu como apoio para as orientações gerais na administração dos Instrumentos (PEI).

O fato de haver alguns posicionamentos, tanto teóricos como práticos, que se diferenciam, de alguma maneira, da proposta de Feuerstein, não implica que todas as questões levantadas nessa vivência tenham encontrado resposta. Existem aspectos pendentes, como a necessidade de compreender, de forma mais aprofundada, determinados conceitos encontrados no corpo da teoria, como o conceito de identidade, por exemplo. Do estudo realizado emergiram muitas dúvidas, algumas que já estão em processo adiantado de resolução e outras que se encontram ainda "em aberto" e talvez demandem busca, estudo e, sem dúvida, tempo. Diz-se isso porque se considera que o trabalho de Feuerstein, em consonância com sua própria proposta, encontra-se em processo constante de modificabilidade também qualificada pelo adjetivo estrutural. Ou seja, propõe transformações à educação e se transforma num movimento dialético de enriquecimento. Sem dúvida, essa é uma teoria em construção, que se afirma ao se renovar. Esse exemplo é dado pelo próprio Feuerstein, como em uma situação em que propôs, durante um congresso europeu sobre sua teoria e método, o funeral do conceito de inteligência: "É preciso enterrar o conceito de inteligência, pois ele foi formulado *para* e *por* dado momento.[2] Este conceito está impregnado de fatores estáticos e a transformação é, agora, a primeira realidade".

Enumerou-se, anteriormente, algumas das muitas aprendizagens que se fez com Feuerstein, mas sem dúvida a maior delas é a de que "a transformação é a primeira realidade". Nesse contexto, foi possível compreender por que, para o autor, a privação cultural não é irreversível. O trabalho de doutorado que desenvolvi auxiliou a corroborar alguns pontos dessa teoria. Foram, por exemplo, trabalhados sujeitos, os quais, reconhecidamente, tiveram suas vidas marcadas por histórias de deficiência e, apesar de todas as condições sociais adversas que lhes imputara o "posto da deficiência", puderam tomar novos rumos. Mostraram-se capazes de aprender muito. A modificabilidade cognitiva se processou e o percurso em direção à conquista da autonomia foi, sem dúvida,

2. II Congresso Europeo sobre la Modificabilidad Cognitiva – Madri, dezembro de 1995.

iniciado. Esse movimento rumo à nova trajetória pode ser atestado pelo depoimento de Júlia, que participou do GT Adultos, num Painel de Debates,[3] o qual expressa como, individualmente, apareceu a forma mais elaborada de desenvolvimento do grupo que a caminhada coletiva permitiu produzir. A auto-regulação e a autonomia caracterizaram a fala de Júlia, ao responder a uma questão a ela formulada sobre como apareceram, em sua vida, os resultados do trabalho desenvolvido com o GT Adultos:

> Boa tarde! ... o meu desenvolvimento aqui no Nucleind é que eu tenho observado muitas coisas diferentes que vêm acontecendo comigo. E uma delas foi na minha relação com as pessoas (...). Hoje em dia eu já consigo separar o que é um amigo de verdade, o que é um amigo falso. O que eu vejo hoje em dia é que estou conseguindo separar uma coisa: aquele amigo que gosta de você e a outra coisa é aquele amigo que não gosta de você, ou então te deixa, assim, de fora e não quer nem saber.
>
> E a outra coisa que eu tenho conseguido, também, é: como é difícil a gente tomar posição como uma pessoa adulta, não só dentro de casa, mas como fora. Porque, sempre, as pessoas de casa querem muito te proteger. Ou te protegem demais ou então você não consegue, por você mesma, conseguir resolver um problema. Então eu acho que hoje em dia alguns passos eu estou conseguindo dar, de conseguir resolver os meus problemas sozinha, de tomar decisões, se eu quero ir em algum lugar eu converso primeiro, lógico, com os meus pais, mas eu... eles, sempre, às vezes, acham que aquele lugar não é legal para mim, mas eu acho que aquele lugar, que tem aquelas pessoas que eu gosto, que é legal para mim e fica naquela dificuldade de vai ou não vai. Então, eu acho que, não só nisso e também de me organizar em relação a isso e as outras coisas. Eu agora já estou conseguindo ir para o centro da cidade sozinha, sem ninguém. Já estou conseguindo me virar sozinha para ir para o centro, porque sempre que eu via uma coisa: "Ah... mãe vamos embora comigo para ver um negócio, logo". Hoje em dia não, eu acho que hoje em dia se eu quiser eu já tenho experiência para poder ir lá nas Americanas ver uma coisa que eu gosto, ou de ir em uma loja de discos, vamos supor. Então, eu acho que este espaço está me ajudando muito.

---

3. Painel realizado na Semana Nacional da Pessoa Portadora de Deficiência, ocorrido no anfiteatro do Centro de Ciências da Educação (CED) da UFSC em agosto de 1994.

Ao ser questionada outra vez, mediante pergunta escrita, solicitou, primeiramente, que a pessoa se identificasse, para que pudesse responder de forma direta e acrescentou:

> Bom, como os meus pais reagiram (frente as modificações...)? Eles, assim, no começo ficaram naquela proteção, mas depois eles tomaram um pouco de susto, que eles viram que não é assim, que um pai não pode ficar toda vida sendo aquele pai, aquela mãe, assim, que vive tomando conta do filho ou da filha, porque apesar de eu ter, vamos dizer assim, os meus limites, eu acho que é necessário a gente se virar sozinha. E acho que é superimportante que eu consiga me virar sozinha. Apesar, tipo assim, ainda um pouco preocupada, mas eu tenho que me virar. É isso.

Júlia teve seu primeiro contato com um trabalho baseado na teoria de Feuerstein em 1992 e, como um dos membros componentes da mesa de trabalho do Painel de Debates antes citado, atestou, de viva voz, que modificar é possível! Portadora do estigma de que além das possíveis malformações cardiovasculares, "as anomalias do crescimento e do desempenho intelectual... constituem os dados mais constantes em relação ao diagnóstico" (Smith, 1989, pp. 106-7), Júlia dribla sua Síndrome de Williams. Seu depoimento é um bom exemplo do resultado do que Feuerstein chama de Experiência de Aprendizagem Mediada, sobretudo quando se refere ao fato de que é no coletivo que se aprende, na relação com outras pessoas que ancoramos o nosso desenvolvimento e a transformação de nós mesmos em adultos conscientes, críticos e criativos.

Referências Bibliográficas

ARIELI, M., FEUERSTEIN, R. The two-fold care organization: on the combining of group and foster care. In: BECKER, J. (ed.). *Child & youth care.* V. 16, nº 3, 1987, pp. 168-95.

BECKER, J., FEUERSTEIN, R. The modifying environment and other environmental perspectives in group care: a conceptual contrast and integration. In: *Residential Treatment for Children and Youth.* V. 8 (3), The Haworth Press, 1991, pp. 21-37.

BRASIL. MEC, Secretaria de Educação Especial. *Política nacional de educação especial: livro 1.* Brasília, MEC/Seesp, 1994.

BUENO, J. G. S. *Educação especial brasileira: integração/segregação do aluno diferente.* São Paulo, Educ, 1993.

CAMUSSO, D. *Developpement cognitif et entreprise.* Paris, L'Harmattan, 1996.

CRUICKSHANK, W. M. *A educação da criança e do jovem excepcional.* Porto Alegre, Globo, 1975. V. 1.

DA ROS, S. (org.). *Pedagogia materna e relações sociais.* Florianópolis, Editora da UFSC, 1997.

DAVIS, C., SILVA, M. S., ESPÓSITO, Y. Papel e valor das interações sociais em sala de aula. *Cadernos de Pesquisa.* n. 71. São Paulo, 1989.

FEUERSTEIN, R. Differences du fonctionnement cognitif dans des groupes socio-ethniques diferrents. Tese (Doutorado). Paris, Sorbonne, 1970.

__________ . Reuven Feuerstein. In: OTSSMNS, W. Sobre la inteligencia humana. Madri, S. A. del Ediciones, 1983.

_________ . Le PEI. In: AVANZINI, G. *Pedagogies de la mediation: autour du PEI.* França, Chronique Sociale, 1992.

_________ . L'expérience de l'apprentissage médiatisé. In: BENTOLILA, A. (ed.). *Enseigner, apprendre, comprendre.* Paris, Les entretiens Nathan. Nathan Pédagogie, 1994.

_________ . Low functioning children in residential and day settings for the deprived. In: WOLLINS, M., GOTTEESMAN, M. *Group care an Israeli approach.* Nova York; Science Publishers, 1971.

_________ . Mediated learning experience in the acquisition of kinesics. In: HOFFER, B., St CLAIR, R. (eds.). *Developmental kinesics the emerging paradigm.* Baltimore, University Park Press, 1981a.

_________ . et al. *Don't accept me as I am: helping "retarded" people to excel.* Nova York, Plenun Press, 1985.

_________ . et al. Intervention programs for low performers: goals, means, and expected outcomes. In: BEN-HUR, M. *On FEUERSTEIN's instrumental enrichment.* 3. ed. Ilinois, IRI, Skylight Training and Publishing, Inc.1994a.

_________ . GROSS, S. The learning potential assessment device: history, theory, applications and results. In: FLANAGAN, D. P. et al. (eds.). *Beyond traditional. Assessment: Contemporary and emerging theories, tests and issues.* Nova York, Guilford Publishing Company, 1995.

_________ . JENSEN, M. Instrumental enrichment: theoretical basis, goals, and instruments. *The Educational Forum,* May, 1980.

_________ . KLEIN, P., TANNENBAUN, A. *Mediated learning experience: theoretical, psychosocial and learning impplications.* Inglaterra, Freund Publishing House Ltd., 1991.

_________ . KRASILOWSKY, D., RAND, Y. *Innovative educational strategies for the integration of high-risk adolescents in Israel.* Jerusalém, PHI Delta Kappan, 1974.

_________ . MILLER, R., HOFFMAN, M., RAND, Y., MINTZKER, Y., JESEN, M. Cognitive modifiability in adolescence: cognitive structure and the effects of intervention. In: *Journal of Special Education.* V. 15, nº 2, Jerusalém, 1981a.

_________ . MILLER, R., RAND, Y., JESEN, M. Can evolving techniques better measure cognitive change? *Outlooks, the journal of special education.* Jerusalém, 1981.

_________ . RAND, Y., SASSON, D. La modification active: approche d'intervention pour le retard de performance. In: IONESCU, S. (ed.). *La déficience intellectuelle: approches et pratiques de l'intervention, déspitage précoce.* Bruxelas, Nathan Université/ Éditions Agence D'arc, 1992, T. 1, p. 153-76.

GARCIA, L. *PEI: descripción de los instrumentos.* Venezuela: Ministério de Educación, 1990 (mimeo).

HOFFMAN, M., RAND, Y., JENSEN, M., TZURIEL, D. , FEUERSTEIN, R., HOFFMAN, D. Learning to learn: mediated learning experiences and instrumental enrichment. In: *Facilitating Cognitive Development: International Perspectives, Programs, and Practices.* Special Services in the Schools. V. 3, nºs 1 e 2, Jerusalém, The Haworth Press, 1986, pp. 49-82.

KANIEL, S., FEUERSTEIN, R. Special needs of children with learning difficulties. In: *Oxford Review of Education.* V. 15, nº 2, 1989.

KATZ, N., HADAS, N. A dynamic approach for applying cognitive modifiability in occupational therapy settings. In: *Cognitive rehabilitation: models for intervention in occupational therapy.* Boston, Andover Medical Publishers. 1992, pp. 144-66.

LEBEER, Jozef. *You are more than your brain.* Doctoral dissertation. University of Humanist Studies. Bélgica, Utrecht, 1994.

LIDZ, C., BOND, L., DISSINGER, L. Consistency of mother-child interaction using the mediated learning experience (MLE) scale. In: *Special services in the schools.* V. 6, nºs 1 e 2, Binghamton, The Haworth Press. 1990, pp. 145-65.

LONGHI, C. L'inspiration éducative de Reuven Feuerstein, fondateur du PEI. In: PARAVY, G. e col. *Médiation éducative et éducabilité cognitive: autour du PEI.* França, Chronique Sociale, 1996, pp. 17-27.

MARX, K. *Elementos fundamentales para la crítica de la economía política.* (Grundrisse) 15. México, Siglo Veinteuno Editores, 1987. V. I, II e III.

MELLO, T. *Estatutos do homem.* São Paulo, Martins Fontes, 1984.

OLIVEIRA, F. Acumulação monopolista, estudo e urbanização: a nova qualidade do conflito de classes. In: MOISÉS, J. A. *Contribuição urbana e movimentos sociais.* Rio de Janeiro, Paz e Terra, 1978.

OLIVEIRA, Z. M. R. *Interações sociais e desenvolvimento: a perspectiva sócio-histórica.* São Paulo, Cedes/Papirus, 1995.

PALANGANA. Isilda C. *Desenvolvimento e aprendizagem em Piaget e Vigotsky: a relevância do social.* São Paulo, Plexus, 1994.

PARAVY, G., MARTINS, J. *Médiation éducative et éducabilité cognitive: autour du PEI.* França, Chronique Sociale, 1996.

PATTO, M. H. *A produção do fracasso escolar: histórias de submisssão e rebeldia.* São Paulo, T. A. Queirós, 1993.

QUINTANA, Mário. *Poesias.* 9ª ed. São Paulo, Globo, 1994.

ROGER, M. Le programme d'Enrichissement instrumental. In: *Questions de pratique: l'Educabilité cognitive.* França, Ministere du Travail, 1991.

SANCHES, M. D. *Modificabilidad cognitiva y PEI.* Madri, Editorial Bruño, 1989.

SANCHES, M., GARCIA L. *Aspectos conceptuales del programa de enriquecimiento instrumental.* Venezuela: Ministério de Educación, 1986 (mimeo).

SMITH, D. W. *Síndromes de malformações congênitas.* São Paulo, Manole, 1989.

SOARES, M. *Linguagem e escola: uma perspectiva social.* São Paulo, Ática, 1992.

SOREL, M. *Nouvelles manières de faire apprendre... Apprendre à apprendre... Educabilité cognitive... L'état des recherches.* França, Paris, 1996 (mimeo).

TANNENBAUM, A. J., FEUERSTEIN, R. Mediating the learning experiences of gifted underachievers. In: WALLACE, B., ADAMS, H. (eds.). *Worldwide perspectives on the gifted disadvantaged.* Inglaterra, AB Academic Publishers, Berkhamsted, 1993.

TZURIEL, D., SAMUELS, M., FEUERSTEIN, R. Non-intellective factors in dynamic assessment. In: GUPTA, R., COXHEAD, P. (eds.). *Cultural diversity and learning efficiency.* Londres, Freund, 1986.

VIGOTSKY, L. *A formação social da mente.* São Paulo, Martins Fontes, 1988.

____________. *El desarrolo de los procesos psicológicos superiores.* Barcelona, Grijalbo, 1977.

WEBSTER'S. *New Twentieth Century Dictionary.* 2ª ed. Unabridged – Estados Unidos, Collins World, 1977.

Silvia Zanatta Da Ros é casada, mãe de três filhos. Nascida no Rio Grande do Sul (Canela), reside em Florianópolis há 24 anos.

Iniciou sua trajetória acadêmica na Faculdade de Pedagogia da Universidade Federal do Rio Grande do Sul (formou-se em 1973), depois fez especialização em Psicopedagogia (1975), mestrado em Educação pela Universidade Federal de Santa Catarina (1990) e doutorado em Psicologia da Educação – PUC/SP (1997).

É professora do Departamento de Estudos Especializados em Educação – Centro de Ciências da Educação – UFSC e Membro do Núcleo de Investigação do Desenvolvimento Humano – Centro de Ciências da Educação – UFSC.

Já tem os seguintes livros publicados:

Vida de criança: cotidiano infantil e aprendizagem (org.). Florianópolis, UFSC 1992.

Pedagogia materna e relações sociais. Florianópolis, UFSC, 1997.

leia também

PROCESSAMENTO AUDITIVO

UMA NOVA ABORDAGEM

Sylvia Freitas Machado

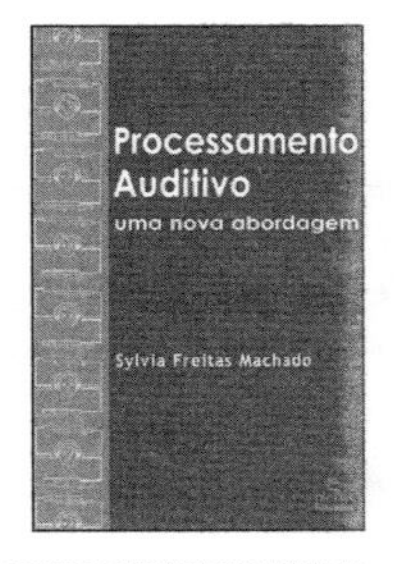

Os fundamentos neuropsicológicos da avaliação do processamento auditivo, o desenvolvimento da percepção, uma revisão dos testes e do material linguístico utilizado neles são os temas dessa obra, que serve de base para avaliar a percepção da fala.

REF. 60072 ISBN 85-85689-72-8

CIDADANIA, SURDEZ E LINGUAGEM

DESAFIOS E REALIDADES

Ivani Rodrigues Silva, Samira Kauchakje, Zilda Maria Gesueli (orgs.)

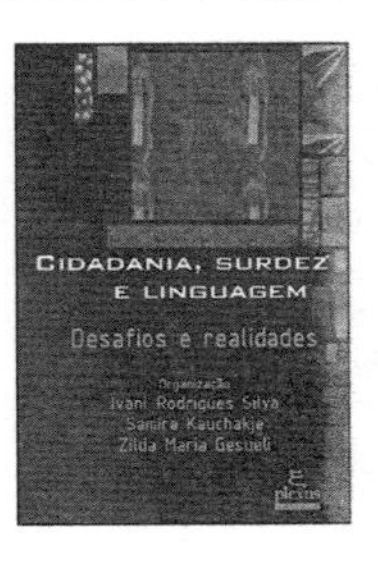

O livro trata do papel da língua de sinais no contexto ensino-aprendizagem. Como a língua é imprescindível para que o surdo possa se constituir como sujeito do mundo, são discutidas questões relativas à família e à comunidade, trazendo contribuições para a compreensão da proposta de ensino bilíngue para sujeitos surdos.

REF. 60073 ISBN 85-85689-73-5

LINGUAGEM ESCRITA: REFERENCIAIS PARA A CLÍNICA FONOAUDIOLÓGICA

Ana Paula Berberian, Giselle Aparecida de Athayde Massi, Ana Cristina Guarinello (orgs.)

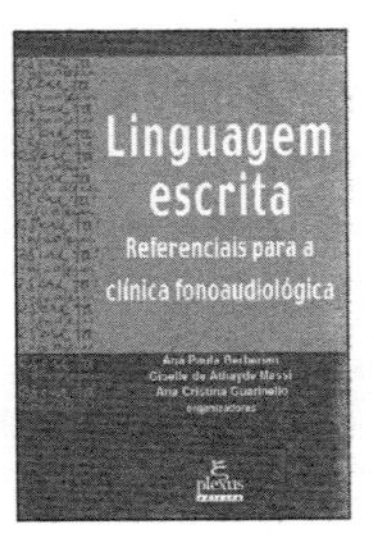

Este livro traz diferentes enfoques sobre a aquisição da linguagem escrita e o percurso do aprendiz, incluindo a colaboração da psicolinguística e da análise do discurso. Os textos orientam os profissionais que trabalham com pacientes que apresentam distúrbios de leitura e escrita.

REF. 60070 ISBN 85-85689-70-4

A MUSICALIDADE DO SURDO

REPRESENTAÇÃO E ESTIGMA

Nadir Haguiara-Cervellini

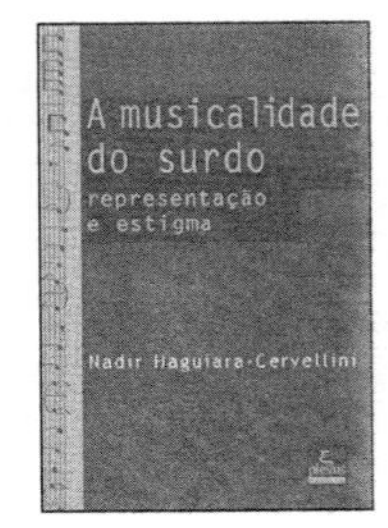

Há muitos anos a autora vem desenvolvendo pesquisas sobre a possibilidade de o surdo ser, também, um ser musical. Este livro é uma adaptação de sua tese de doutorado e trabalha de forma mais ampla seu tema predileto: os conceitos de representação e estigma definidos pela atividade musical.

REF. 60071 ISBN 85-85689-71-1